# 薬剤業務補助者育成ガイドブック
## ～実践！タスクシフト～

編集 松原和夫・矢野育子・大村友博・米澤淳

薬事日報社

# 序

　薬剤業務を補助する業務を担当する方々をなんと呼べば良いでしょうか？「薬剤師助手」,「調剤助手」あるいは「調剤補助者」と呼ぶこともあるかと思いますが,統一された呼び名ではありません.一定の教育や技能訓練などが行われているとも限らないので,これらの名称を避ける風潮もあるようです.そのためか,国（厚生労働省）はさまざまな通知文書で「薬剤師以外の者」あるいは「非薬剤師」という言葉を使っています.たしかに薬剤師免許を有していないので「薬剤師以外の者」や「非薬剤師」という呼称は正しいといえますが,国語的にはこれらの言葉は薬剤師以外全ての人々を示し,薬剤師と協働する人達に対する仲間（同僚）意識や「専門性」が感じられません.

　21世紀になり,医療の世界で薬剤師の役割がクローズアップされ,薬剤師の仕事は大幅に増えてきました.その結果として,医療現場,特に病院で,薬剤師の不足が目立つようになりました.この状況を少しでも改善するために,薬剤師免許を持たない補助者（本書では「薬剤業務補助者」とします）の現場参加に今まで以上の期待が寄せられています.今後もますますひっ迫する医療財政やタスクシェア/シフトの拡がりを考えますと,薬剤業務補助者の役割は増大すると思われます.このような状況下で,薬剤師が行っている業務にもコンピュータ制御された機械化が進んでいることもあって,厚生労働省は2019年4月2日に「調剤業務のあり方について」と題する通知（いわゆる「0402通知」）を発出しました.この中で,「薬剤師の対人業務が充実できる環境を整備するため」に薬剤師以外の者（薬剤業務補助者）が行える「調剤」補助業務について具体的に示しています.この通知では,「当該業務を実施する薬剤師以外の者に対する薬事衛生上必要な研修の実施その他の必要な措置を講じること」を求めています.したがって,以前から指摘されてはいましたが,薬剤業務を補助して下さる方々がその業務に関連する知識と技術を学んでいただくことは必要不可欠なことです.

　世界に目を向けますと,薬剤師の業務に関して先進国であるアメリカ,イギリス,カナダ,アイルランド,ニュージーランド,オーストラリアやドイツなどの医療機関の薬剤部（薬局）には,薬剤師とほぼ同数の「pharmacy technician（薬局技術者）」という専門職の方々が勤務しています.薬剤部内での調剤や在庫管理業務はほぼこの方々が担っていて,薬剤師は監督業務の他,病棟でより患者さんに近いところで勤務しています.これらの多くの国で「pharmacy technician」として働くには,教育プログラム（だいたい2年間）の修了と試験（ほぼ国家試験に近いものが多いようです）の合格が必要となっています.少数派ですが,カナダでは,2年間の教育プログラムの受講は必要ですが,知識・技能を確認する試験はないようです.言い換えますと,欧米やオセアニアの多くの国では,薬剤業務の補助者に「pharmacy technician」という職種名をつけ,その養成に国あるいは職能団体（日本でいう病院薬剤師会や薬剤師会）が責任を持って「薬剤業務補助者」を養成しています.「pharmacy technician」が専門職である由縁です.

　それでは日本はどうかといいますと,薬剤業務補助者への教育制度や教材はなく,ほとんどが現場まかせとなっています.「0402通知」が指摘しているように,薬剤業務補助者にも医療安全や医薬品の取扱い方法の基本的な知識と技能は必要であり,それらを学んでいただくことは医療全体の安全性の向上につながります.しかし,同じ職場で働く薬剤師は日々の業務が忙しすぎて,薬剤業務補助者の教育や教材の作成まで手が回らないのが現状です.そこで,このような日本の状況をふまえ,薬剤業務補助者の方々への教育に必要な教材（教科書）を目指して本書を作成しました.そのため,なるべくページ数

が多くならないように配慮したつもりです．本書を「薬剤業務補助者」に対する職場での学習に用いていただいても良いですし，薬剤業務補助者が日々の業務と，その関連する事項を確認されるのに役立てていただければとも思います．

※本書において薬剤師免許を有しない業務補助者の呼び方については，「薬剤業務補助者」とします．
　しかし，場合によっては国が使用している「薬剤師以外の者」，「非薬剤師」の呼称を使用することもありますが，両者は同じであるとご理解ください．

2024 年 11 月
松 原　和 夫

# 目　次

## 第Ⅰ章　薬剤業務の基礎

**1　薬（医薬品）の基礎知識** ……………………………………………………………… 2
- **1** 新しい薬ができるまで ……………………………………………… 桂　　敏也　2
- **2** 特許と後発医薬品（ジェネリック医薬品） ……………………… 松原　和夫　4
- **3** 薬の体の中での動きと働き（薬物動態と薬力学） ……………… 増井　　翔　8
- **4** TDM（治療薬物モニタリング） ………………………………… 松原　和夫　12
- **5** 薬の区分 …………………………………………………………… 今井　哲司　13
- **6** 登録販売者とは …………………………………………………… 折井　孝男　19
- **7** 薬の名前 …………………………………………………………… 今井　哲司　21
- **8** 薬の形態（剤形）と服薬時間 …………………………………… 山下　　哲　26
- **9** 効能・効果（適応症）と有害反応（副作用） ………… 今井　哲司・小柳　円花　36
- **10** 薬の使用説明書（電子添付文書）とその見方 ………………… 増井　　翔　39

**2　処方箋** …………………………………………………………………………………… 44
- **1** 処方箋と処方箋の記載事項 ……………………………………… 大村　友博　44
- **2** 処方監査と疑義照会 ……………………………………………… 大村　友博　47
- **3** 一般名処方と後発医薬品への変更 ……………………………… 深津　祥央　51

**3　調剤** ……………………………………………………………………………………… 55
- **1** 医師の処方入力から処方箋の発行まで ………………………… 池見　泰明　55
- **2** 調剤の流れ ………………………………………………………… 池見　泰明　58
- **3** 特殊な調剤（高カロリー輸液・抗がん薬の無菌調製） ……… 池見　泰明　62
- **4** 服薬方法の工夫と時間 …………………………………………… 深津　祥央　70
- **5** 院内製剤 …………………………………………………………… 大村　友博　73

## 第Ⅱ章　薬剤業務補助者に必要な知識と業務例

**1　薬剤業務の補助業務** …………………………………………………………………… 76
- **1** 薬剤師の仕事 ……………………………………………………… 池見　泰明　76
- **2** 薬剤業務補助者のできること・できないこと ………………… 米澤　　淳　80
- **3** 基本的な補助業務 ………………………………………………… 矢野　育子　85

iii

## 2 医療に関わる心構え ……………………………………………………………… 92

**1** マナー………………………………………………………………… 大本　暢子　92
**2** 医療倫理……………………………………………………………… 米澤　淳　96
**3** 個人情報の取扱い…………………………………………………… 米澤　淳　98
**4** 同意…………………………………………………………………… 米澤　淳　101

## 3 医療安全 ……………………………………………………………………………… 104

**1** 病院の中は決して安全ではない…………………………………… 折井　孝男　104
**2** 医療安全への取り組み方…………………………………………… 折井　孝男　105
**3** 取り違いを起こさないための工夫………………………………… 萱野　勇一郎　108
**4** 注意を要する医薬品（ハイリスク薬）…………………………… 折井　孝男　113
**5** ハザーダス・ドラッグとその取扱い……………………………… 萱野　勇一郎　114
**6** 衛生管理……………………………………………………………… 萱野　勇一郎　122
**7** 滅菌と無菌操作，消毒と消毒薬…………………………………… 松原　和夫　127

## 4 薬剤業務補助者の業務例 …………………………………………………………… 133

**1** 大阪府済生会中津病院薬剤部
　　－内服調剤室における薬剤業務補助者の業務例－………………… 萱野　勇一郎　133
**2** 神戸大学医学部附属病院薬剤部
　　－内服調剤室における薬剤業務補助者の業務例－………………… 大村　友博　135
**3** 地方独立行政法人りんくう総合医療センター薬剤部門
　　－注射調剤室における薬剤業務補助者の業務例－………………… 西井　拓人　138
**4** 京都大学医学部附属病院薬剤部
　　－がん薬物療法・注射薬調製室における薬剤業務補助者の業務例－… 池見　泰明　142
**5** 和歌山県立医科大学附属病院薬剤部
　　－注射薬調剤業務における薬剤業務補助者の業務例－
　　…………………………………………………… 松原　和夫・賀來　治香　146
**6** 和歌山県立医科大学附属病院薬剤部
　　－医薬品情報室・製剤室における薬剤業務補助者の業務例－……… 秋月　麻友子　149
**7** 市立敦賀病院薬剤部
　　－入院前の持参薬鑑別報告における薬剤業務補助者の業務例－……… 荒木　隆一　153
**8** 旭川医科大学病院薬剤部
　　－麻薬管理業務における薬剤業務補助者の業務例－……………… 田﨑　嘉一　159

## 第Ⅲ章 薬剤業務補助に関連する事項

**1 医療制度** ················································································· 164
　**1** 薬剤師に特に関係する法律 ························································· 折井　孝男　164
　**2** 医療保険と診療報酬 ································································· 桂　　敏也　167
　**3** 医療機関とは ········································································· 桂　　敏也　170

**2 タスクシェア／シフトとその関連事項** ················································· 172
　**1** 働き方改革とタスクシェア／シフト ············································· 松原　和夫　172
　**2** PBPM，問い合わせ（疑義照会）簡素化プロトコル，トレーシングレポート
　　　 ························································································· 松原　和夫　173
　**3** 薬剤師だけでは薬に関する業務はできない－薬剤師不足と薬剤業務補助者－
　　　 ························································································· 松原　和夫　175
　**4** 薬剤師による業務独占資格と調剤 ··············································· 松原　和夫　176
　**5** 0402通知 ············································································· 松原　和夫　178
　**6** 「調剤」が抱える曖昧な解釈 ····················································· 松原　和夫　179

**3 薬剤師と薬剤業務補助者の背景** ························································· 181
　**1** 薬剤師と薬剤業務補助者の歴史 ·················································· 松原　和夫　181
　**2** 病院薬剤師不足と地域・業態偏在 ··············································· 松原　和夫　182

編　集：松原　和夫・矢野　育子・大村　友博・米澤　淳

## 執筆者一覧 (50音順)

・秋月　麻友子：和歌山県立医科大学附属病院薬剤部（主任）
・荒木　隆一：市立敦賀病院（副院長　医療情報センター長　人材確保育成室長　薬剤管理者）
・池見　泰明：京都大学医学部附属病院薬剤部（副薬剤部長）
・今井　哲司：和歌山県立医科大学薬学部医療開発薬学研究室（教授）
・大村　友博：神戸大学医学部附属病院薬剤部（准教授　副薬剤部長）
・大本　暢子：神戸大学医学部附属病院薬剤部（副薬剤部長）
・折井　孝男：東京医療保健大学大学院（臨床教授）
　　　　　　　医薬品情報標準化推進協議会（代表）
・賀來　治香：和歌山県立医科大学附属病院薬剤部
・桂　　敏也：立命館大学薬学部医療薬剤学研究室（教授）
・萱野　勇一郎：大阪府済生会中津病院薬剤部（薬剤部長）
・小柳　円花：和歌山県立医科大学薬学部医療開発薬学研究室（助教）
・田﨑　嘉一：旭川医科大学病院薬剤部（教授　薬剤部長）
・西井　拓人：地方独立行政法人りんくう総合医療センター薬剤部門（主査）
・深津　祥央：地方独立行政法人りんくう総合医療センター薬剤部門（薬剤部門長）
・増井　　翔：慶應義塾大学薬学部統合臨床薬理学講座（助教）
　　　　　　　京都大学医学部附属病院薬剤部（客員研究員）
・松原　和夫：和歌山県立医科大学薬学部（教授　副薬学部長　臨床・社会薬学部門長）
　　　　　　　京都大学名誉教授
・矢野　育子：神戸大学医学部附属病院薬剤部（教授　薬剤部長）
・山下　　哲：和歌山県立医科大学薬学部医療開発薬学研究室（准教授）
・米澤　　淳：慶應義塾大学薬学部統合臨床薬理学講座（教授）
　　　　　　　京都大学医学部附属病院薬剤部（客員研究員）

# 第 I 章

# 薬剤業務の基礎

1 薬（医薬品）の基礎知識

2 処方箋

3 調剤

# 1 薬（医薬品）の基礎知識

## 1 新しい薬ができるまで

### ❶ 薬（医薬品）とは

　医薬品とは，「日本薬局方に収められている物」，「人又は動物の疾病の診断，治療又は予防に使用されることが目的とされている物」，「人又は動物の身体の構造又は機能に影響を及ぼすことが目的とされている物」と「医薬品，医療機器等の品質，有効性及び安全性の確保等に関する法律」（薬機法（旧薬事法））で定義されており，新しい薬（新薬）は後者二つの定義を満たすものになります．また医薬品は，薬局やドラッグストアで販売されている OTC（over the counter）医薬品（要指導医薬品，一般用医薬品）と，原則として医師の処方箋が必要となる医療用医薬品に分類されます．医療用医薬品となる新薬は，候補化合物（有効成分）が見出された後にその有効性・安全性を確認した上で国の承認を受けて使えるようになります．国の承認を得るためには当然ながら科学的根拠が必要であり，新薬の開発は定められた手順に従って進められます．「風邪にはネギを食べれば良い」，「やけどにはアロエの汁を塗る」などの個人の経験や，言い伝えによるものとは根本的に異なっています．

　一つの新薬を世に出すためには，9〜16 年という長い期間と何百億円という多額の費用がかかります．それでいて，新薬開発の成功率は約 25,000 分の 1 と言われています[1]．長年にわたる研究開発期間とその成功確率の低さから，多額の研究開発費が必要となり，製造業における売上高に対する研究開発費の比率は，日本の製造業全般の 4.03% に対し，医薬品では 10.06%，製薬企業大手 10 社の平均では 18.06% と高い比率になっています[1]．

### ❷ 医薬品開発の流れ

　新薬の開発は，図に示すように基礎研究から始まり非臨床試験，臨床試験へと進みます．この間に，大半の新薬候補化合物はスクリーニングされ，ふるい落とされます．最終的にヒトに投与した場合の有効性と安全性が確認されたものが新薬として承認申請され，規制当局によって承認された後に医薬品として使用されることになります．

#### 1）　基礎研究

　新薬の開発は，将来薬になる可能性のある新しい物質（成分）を発見することや，化学的に合成するところから始まります．微生物を含む動植物が産生する天然物質を抽出することや合成することで薬となる候補化合物を発見し，薬となる可能性についても検討します．例えば，これらの化合物が病気の原因（薬の標的）となる生体内の酵素や受容体などに対して阻害や活性化する効果について調べ，必要に応じて化学的に構造を改変し，より強い作用を示す化合物を探索します．もともとの出発点となる化合物をリード化合物と呼びます．逆に，病気と関連

# 1 薬（医薬品）の基礎知識

する体内の受容体を見つけ出し，その立体構造を解析して，そこに結合する化学構造をもつ化合物を合成することで，新しい薬の候補にすることもあります．

### 2）非臨床試験（前臨床試験）

薬となる可能性のある候補化合物について，動物や培養細胞を用いてその効果や安全性（毒性）について検討する試験であり，薬効薬理試験や安全性試験（毒性試験）と呼ばれています．

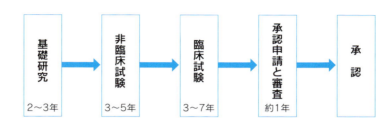

図　医薬品開発の流れ

さらに，候補化合物の身体の中での動き（薬物動態）について調べる薬物動態試験も実施されます．例えば，経口投与した際にどの程度体内に吸収されるか，どのように体外へ排泄されるかなどについて検討します（薬物動態に関する詳細は第Ⅰ章の1「3　薬の体の中での動きと働き（薬物動態と薬力学）」参照）．また，並行して候補化合物の品質や安定性に関する試験も行われます．

### 3）臨床試験

非臨床試験をクリアした候補化合物が，実際にヒトに投与して効果があり，かつ安全であることを調べるのが臨床試験（clinical trial）です．臨床試験のうち，新薬の開発を目的として製造販売の承認を得るために行われるものは「治験」と呼ばれ，その候補化合物を治験薬と呼びます．後述するように治験は複数の段階からなり，薬機法及び「医薬品の臨床試験の実施の基準に関する省令」（Good Clinical Practice：GCP）に従って実施されます．治験は健常人や患者を対象として行われますが，実施の際には文書を用いて詳しく説明を行い，内容について理解した上で文書同意を得る必要があります．この「説明と同意」のことを「インフォームド・コンセント」といいます．

### 4）承認申請と審査

ここまでの試験を通して候補化合物の有効性，安全性や品質について証明された場合，国（厚生労働省）に新薬として製造・販売する承認を得るための申請を行います．その後，学識経験者などで構成される薬事・食品衛生審議会などの審査を受け，承認（「製造承認」といいます）されると薬価\*基準に収載され，新薬として製造・販売することができるようになります．しかし，避妊薬・薄毛治療薬・消毒薬・ワクチン（一部を除く）等，疾患（病気）の治療を目的としていない医薬品は薬価基準に収載されません．また，実際の承認審査関連業務は独立行政法人医薬品医療機器総合機構（PMDA）で実施されています．

---

\* 国が定める保険医療に使用できる医療用医薬品の価格．

第Ⅰ章　薬剤業務の基礎

### ❸ 治験

　治験は製造販売承認を得ることを目的として実施される臨床試験のため，多くの場合は製薬企業が医療機関（病院）に依頼して実施する企業治験です．治験を実施できる病院は，GCPに定められた要件を満たすものに限られています．しかし，対象疾患（生活習慣病等）によっては診療所の医師も治験を実施することができます．また，昨今では医師が主体となって計画・実施する医師主導治験も活発に行われるようになっています．医師主導治験は，主に国内未承認薬や適応外使用薬，稀少疾患治療薬などを対象に，製薬企業が採算性等の理由により企業治験を実施しないものに関して実施されています．

　治験は，通常，第Ⅰ相から第Ⅲ相までの3つの段階を経て行われます．基本的に新薬の候補化合物は治験の段階で初めてヒトに投与されることから，安全性を担保しながら有効性の確認を進めるようになっています．

#### 1）　第Ⅰ相試験

　少数の健康成人を対象として，治験薬を少量から段階的に増量し，治験薬の安全性や薬物動態について検討することを目的とした試験です．初めて治験薬がヒトに投与される試験であり，安全性が優先されるため，非臨床試験で検討された毒性試験などの結果を基に初回投与量が設定されます．したがって，第Ⅰ相試験では治療効果は基本的に評価しません．

#### 2）　第Ⅱ相試験

　第Ⅰ相試験の結果を受けて，少数例の患者を対象として治験薬の有効性（効果），安全性（副作用），用法・用量などを検討する試験です．複数の用量群を設定して，投与量と効果の関係（用量反応性）を調べ，次の第Ⅲ相試験での用法・用量を設定することが主な目的となります．

#### 3）　第Ⅲ相試験

　臨床的使用に近い状況での多数の患者を対象として，有効性の検証と安全性の検討を目的とする大規模試験です．事前に設定した評価項目を用いて，既存薬あるいは偽薬（プラセボ）との比較試験を行い，治験薬の効果について検証しますが，多くの症例を必要とするため，他の医療機関と共同で実施することが一般的です（多施設共同治験）．また，比較試験では効果や副作用を客観的に評価するため，患者だけでなく治験担当医師などもどの薬がどの患者に投与されているか分からないようにする盲検（二重盲検といいます）化やランダム化などの試験デザインが用いられます．

##### 参考文献
1）日本製薬工業協会：製薬協ガイド 2023.
　https://www.jpma.or.jp/news_room/issue/guide/lofurc0000002wh8-att/JPMA_guide2023_0711_low.pdf

## 2　特許と後発医薬品（ジェネリック医薬品）

### ❶ 医薬品と特許

　特許制度は，画期的な発明をした発明者に対して，その発明を独占的に使用することができる権利（特許権）を国が与えるものです．特許権はそれぞれの国の中での独立した権利である

ため，世界中で特許を得るためには，国ごとに申請する必要があります．特許の有効期間は，以前は国によってまちまちでしたが，現在は全世界共通で，出願（申請とほぼ同じ）した日から 20 年です．

医薬品に関する特許は複雑で，通常は次に掲げる複数の特許を取得することによって，特許権者は特許を独占できる期間ができるだけ長くなるように工夫します．下記に示した特許の中で，物質特許が最も権利の範囲が広くて強く，他の3つは弱い特許です（番号の順に弱くなるとされています）．

① 物質特許：新しい化合物自体に対する特許で，異なった製造方法で作ったとしても，できた物質が同じであれば特許の権利が及びます．
② 用途特許：化合物の新しい用途（特定の疾患に対する効能・効果）についての特許で，取得されている特許以外の用途に用いた場合は，特許の権利は及びません．
③ 製剤特許：製剤の処方内容に関する特許で，例えば，製品（医薬品）に安定性などの目的で添加する物質（添加物）に特徴があるときに特許となり得ます．
④ 製法特許：化合物の製造方法に関する特許で，物質が同じでも製造方法が異なっていれば，特許の権利は及びません．

## ❷ 医薬品に認められる特例

### 1) 特許の延長

先述したように，一般的な特許期間は出願から 20 年ですが，医薬品の場合は安全性等を確保するための試験や国の審査等により特許権を行使できない期間があるため，最大で 5 年間の延長が認められています．つまり，医薬品の場合は最大 25 年が特許期間となり（図1），当該期間中は，特許権を持つ製薬企業が独占的にその医薬品（いわゆる新薬（先発医薬品））を製造販売できる権利を有します．しかし，医薬品の研究開発には 10 年以上もの長い年月が費やされるため，権利期間が延長されたとしても，実質特許有効期間は平均で 11 年くらいとされています[1]．

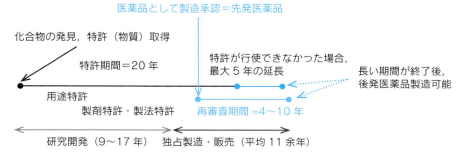

図1　特許（先発医薬品）と後発医薬品の時間的関係

### 2) 再審査期間

医薬品の承認申請のための臨床試験（治験）の症例数には限りがあり，医薬品が市販された後に多くの患者さんに使用されると，これまで知られていなかった副作用が確認される可能性

## 第Ⅰ章　薬剤業務の基礎

があります．また，治験の時と実際の医療での医薬品の使われ方は必ずしも同じではありません．そのため，新薬として承認され，実際に使用されてから一定の期間後に再審査が行われます（図1）．これが再審査期間（諸外国では「データ保護期間」といいます）で，当該期間中は安全性のため，特許権のある製薬企業に独占的な製造販売権が与えられます．再審査期間は，通常8年（国によって異なります）ですが，医薬品の種類によって若干異なります．表1にその期間を示します．

表1　医薬品の種類と再審査期間

| 期間 | 医薬品の種類 |
| --- | --- |
| 10年 | 希少疾病（患者数が少ない病気）用医薬品，一定の条件下で小児用の開発を行った医薬品，長期の薬剤疫学的調査が必要な医薬品 |
| 8年 | 新有効成分医薬品 |
| 6年 | 新医療用配合剤（新規性により4年の場合もある），新投与経路医薬品 |
| 4年 | 新効能・効果医薬品，新用法・用量医薬品 |

### ❸ 後発医薬品が作られるまでの時間

　新薬（先発医薬品）の特許期間が満了した時，あるいは再審査期間が終了した時のいずれか長い期間が終了した時点で，後発医薬品を市場に出すことができます（図1）．この特許の満了とは物質特許の期間終了を指します．製法特許や製剤特許の特許期間が残っていても，それらの特許に抵触しない製法や製剤化が行われるからです．また，先発医薬品の「効能・効果」，「用法・用量」の一部に「用途特許」が追加されている場合には，その追加特許が終了するまで後発医薬品の製造販売はできません．

　新薬を製造販売する製薬企業は，さまざまな特許を組み合わせることで，特許切れにならないよう工夫をしています．また，形状変更や効能を追加するなどして，さらに利便性を高め，後発医薬品との差別化も図っています．

### ❹ 後発医薬品とバイオ後続品
#### 1）後発医薬品

　後発医薬品とは，先発医薬品と同一の有効成分を同量含み，同じ経路から投与する製剤で，効能・効果，用法・用量が原則的に同一のものです（図2）．ただし，カプセル剤を錠剤に，あるいは普通錠から口腔内崩壊錠への変更など，剤形の変更は可能です．後発医薬品の価格（薬価）は，研究開発に要する費用が低く抑えられることから，先発医薬品の価格の2～5割

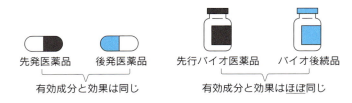

図2　後発医薬品とバイオ後続品

# 1 薬（医薬品）の基礎知識

となっています．

　後発医薬品には，服薬（投与されてから）後の血液中の有効成分の濃度（血中濃度）の時間推移が，先発医薬品と同じであることが求められます（表2）．これを生物学的同等性といいます．したがって，後発医薬品は先発医薬品と同等の臨床効果・作用が得られます（同等性）．しかし，後発医薬品は先発医薬品と全く同じである必要はありません．例えば，先発医薬品の「物質特許」は切れていても，まだ「製剤特許」期間が残っている場合があり，後発医薬品では異なった添加物（安定性などを目的としています）が使用されます．これが原因で，後発医薬品に変更した後で，患者さんにアレルギー反応が現れたりすることが稀に起こります．

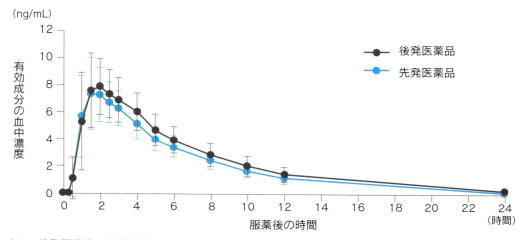

表2　後発医薬品と先発医薬品の生物学的同等性

## 2）オーソライズドジェネリック（AG）

　先発医薬品の製薬企業は，特許が切れた後も利益を確保するために，当該先発医薬品の製造方法の全てを特定の後発医薬品の製薬企業（先発医薬品の製薬企業の関連会社が多い）に譲渡します．この譲渡された方法（原薬・添加物・製造方法などの全てにおいて同じ）で製造販売される後発医薬品のことをオーソライズドジェネリック（authorized generic：AG）といいます．AGは，他の独自に製造された後発医薬品に比べ，少し価格が高めであることが多いようです．しかし，先発医薬品と全く同じであることに安心感を持つ医師もいるようです．

## 3）バイオ後続品（バイオシミラー）

　バイオ医薬品とは，遺伝子組換え技術などにより細胞，酵母，細菌などから産生されるタンパク質由来の医薬品（バイオテクノロジー応用医薬品）のことです．抗体医薬品，インスリン製剤や成長ホルモン剤などが該当します．当然ながら，バイオ医薬品にも特許制度は適用されます（先行バイオ医薬品）．

　バイオ後続品（バイオシミラー）とは，先行バイオ医薬品の特許が切れた後に，他の製薬企業から発売されるバイオ医薬品の後発品です．価格は先行バイオ医薬品の7割以下となっています．

　先述した後発医薬品の場合，分子サイズが小さく，化学合成によって先発医薬品と完全に同

第Ⅰ章　薬剤業務の基礎

一である製品を製造することが可能です．一方，バイオ医薬品の場合，分子サイズが大きく，構造が複雑で，特許切れとなっても完全に同一のバイオ医薬品を作ることは困難です．そのため，バイオシミラーでは，先行バイオ医薬品との同等性/同質性を証明するために，さまざまな試験（品質試験，薬理試験，毒性試験，臨床試験など）が必要とされます．これらの試験で先行バイオ医薬品と品質，効能効果，安全性が「同等」であると証明されたものがバイオシミラーとなります（図2）．

#### 参考文献
1）佐野哲：「特許権の存続期間の延長制度が新薬の研究開発投資に与える影響について」，日本知財学会誌，9（2），69-88，2012．

## 3　薬の体の中での動きと働き（薬物動態と薬力学）

### ❶　薬物動態：薬が体の中を辿る旅路

　薬が体の中に入り，働く場所へ行き，体から出ていく．このように薬が体内を巡る旅のことを「薬物動態」といいます．薬物動態は大きく①吸収（absorption），②分布（distribution），③代謝（metabolism），④排泄（excretion）の4段階に区別されますので，英語でのそれぞれの頭文字をとってADME（アドメ）とも呼ばれます（図1）．旅路の中で薬がどんな運命を辿るのか，見てみましょう．

#### 1）　吸収：absorption
　薬が体内に入る，いわば旅の始まりです．口から飲む薬（内服薬）の場合，食事と同じように，まずは胃で消化されます．その後に小腸へ至り，大きな表面積をもつ小腸の細胞に取り込まれ，体内へ入っていきます．他にも，ぬり薬や貼り薬であれば皮膚から，吸入薬であれば肺からと，それぞれの薬のタイプに応じて体内に入る吸収ルートがあります．しかし，服用した薬の全てが体内に吸収されるとは限りません．内服薬の場合，一部は吸収されずに便と一緒に出ていってしまいます．口から飲んだらなかなか吸収されない薬でも，例えば注射など，他の投与方法に代えることでしっかりと体の中に入ることが期待されます．

#### 2）　分布：distribution
　体内に吸収された薬は，血液の中に入り全身へ運ばれます．薬が効果を発揮するためには，働く場所（すなわち患部）まで移動する必要があり，この過程を分布といいます．薬によって，血液中に留まりやすいか患部に移動しやすいかといった，分布の仕方は異なります．また，患部以外の場所にも薬が分布してしまうこともあります．生命にとって特に大切な脳は，薬（ある意味では毒）の働きの影響を抑えるため，薬が分布しにくいようになっています．この関門としての機能を血液脳関門（blood brain barrier：BBB）といいます．同じように，妊婦ではお腹の赤ちゃん（胎児）を守るために，胎盤が母体・胎児間の物質のやりとりの関門として機能しています．これは血液胎盤関門（blood placenta barrier：BPB）と呼ばれています．

#### 3）　代謝：metabolism
　肝臓は異物・毒物を分解する臓器です．薬は生命や健康を支えてくれる「良いもの」ですが，

同時に外から来た異物，ある意味では「毒」とさえいえます．そのため，人の体は血液に乗って肝臓に来た薬も分解・解毒します．この過程を代謝といいます．肝臓で代謝を担う分子は「酵素」と呼ばれるものです．薬の分解を行う酵素は数十種類あり，薬によって関わる酵素の種類は異なります．また，「解毒」と表現したように，多くの薬は代謝を受けると働きが弱まります．しかし，数多くある薬の中には，代謝を受けることではじめて効果を示すように工夫されて作られたものもあります．

### 4) 排泄：excretion

腎臓は，血液をろ過してきれいにし，老廃物を含む尿を作る臓器です．血液に乗って腎臓に辿り着いた薬や，肝臓で代謝された分解物もまた，腎臓でろ過されて尿中に出ていきます．多くの薬は尿に混じって体外に排泄されますが，一部は便や汗，唾液などを介して排泄されます．このようにして薬は体内から出ていき，旅の終わりを迎えるのです．

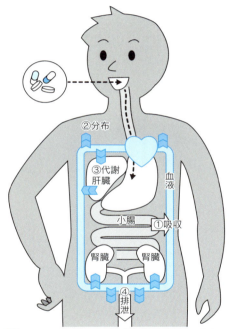

図1　口から入った薬が体外へ出ていくまで

## ❷ 薬力学：薬は体の中でどう働くか

薬はその旅路（薬物動態）の途中で，体の中でどのようにして働くのでしょう？薬が生体に対して及ぼす影響を調べる学問を「薬力学」といい，「薬物動態」と併せて，薬の働きを理解する上で重要な観点です．

まず，薬が血液中から患部へ「分布」する必要があることは，前述のとおりです．分布した後，多くの薬は「受容体」と呼ばれる標的分子に結合することで効果を発揮します．受容体とは，細胞がなんらかの分子を受け取る際の窓口となる分子のことです．本来はホルモンなどの生体内分子が結合し，生命現象や機能発現が制御されています．この結合様式は「鍵と鍵穴の関係」といわれ，本来1対1の対応なのですが，薬は生体内分子を模した形に作られることに

第Ⅰ章　薬剤業務の基礎

より鍵穴に収まる（＝受容体に結合する）ことができます．受容体と結合する薬は，その働き方から大きく作用薬（アゴニスト）と拮抗薬（アンタゴニスト）に分けられます（図2）．

### 1）作用薬（アゴニスト）

受容体に結合することで，固有の効果（薬理作用）を発揮する薬を指します．例として，喘息治療に使われる薬には，生体内分子のアドレナリンと同様に気管支のアドレナリン受容体に結合することで気道を拡げるものがあります．また最近では，糖尿病の患者さんに注射するインスリンのように，生体内分子（タンパク質）をほぼそのまま薬にしているものもあります．

### 2）拮抗薬（アンタゴニスト）

受容体に結合しても薬自身は作用を示さないのですが，生体内分子が結合して生じる作用の邪魔をしてくれます．例として，花粉症の薬は，アレルギー症状を引き起こす生体内分子のヒスタミンが結合するヒスタミン受容体に結合することで，症状を抑えます．

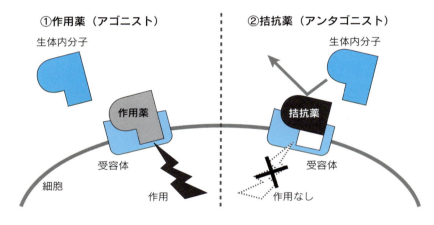

図2　薬の働き方

## ❸ 薬の働き方が変わってしまう原因

ここまで薬物動態と薬力学，すなわち薬の体の中での動きと働きについて説明してきましたが，両者は密接に関連しています．薬が体内にないことには効果は期待できません．薬の効果の推定のため血中の薬物濃度を測定することがあるのはそのためです（第Ⅰ章の1「4　TDM（治療薬物モニタリング）」参照）．ここで，薬物動態の4つの過程（ADME）が，何らかの原因で正常よりうまく進まなかったり，逆に進みすぎてしまったりする場合を考えてみましょう．期待した効き目が得られなくなったり，むしろ効きすぎて副作用の原因となったりすることは，想像に難くないでしょう．目の前の患者さんに何か薬の働き方が変わってしまう要因があると考えられる場合，薬剤師は医師に薬の種類や用法用量の調節を提案することがあります．以下に，その要因の例を示します（図3）．

### 1）飲み合わせ・食べ合わせ

同時に摂取した他の薬や飲食物が原因で，薬がうまく吸収されなくなってしまう場合があります．食事や服薬の時間をずらすなどの工夫が必要です．また，吸収された薬が肝臓に働くことで代謝に影響し，他の薬の分解を遅らせてしまうことがあり，これを薬物相互作用といいま

す．代謝の項目で説明した代謝を行う酵素の能力には限りがあります．同じ酵素で代謝される複数の薬が同時に体の中に入ってくると，この酵素を奪い合うことになります．この酵素に対して仲の良い薬と仲のあまり良くない薬では，後者は相手にされず，分解されないまま体の中に長く留まることになります．このように，薬物相互作用は副作用発現の大きな原因となる可能性があります．複数の薬を飲んでいる患者さんでは，その組み合わせに問題がないか，注意する必要があります．

### 2) 酵素の遺伝子多型

酵素をはじめ，体内にあるタンパク質は，設計図である遺伝子に基づき合成されます．遺伝子は人種や個人によって僅かに異なる場合があり，これを遺伝子多型といいます．この僅かな違いが原因で，酵素の働きが弱くなっている患者さんでは，体の中で薬がいつまでも代謝されず，副作用の原因となってしまいます．また，先に述べたような，代謝を受けることではじめて効果を示すように作られた薬の場合，効き目が弱くなりますので，別の酵素で代謝される薬に変更するなどの対処が必要となります．

### 3) 腎機能の低下

高齢者など，腎臓の機能（腎機能）が低下した患者さんでは，体内から薬がなくなりにくくなります．こうした患者さんに対し，通常どおりの量で薬を使ってしまうと，徐々に体内に薬が溜まってしまい，副作用が発現してしまう原因となります．腎機能に基づいて用法用量の調節が必要な薬は多く，あまりに腎機能が低下した患者さんではそもそも使用できない薬もあります．高齢者などの場合，腎機能から薬の適否を判断した上で，薬の使用後も効果や副作用の発現を注意深く確認する必要があります．

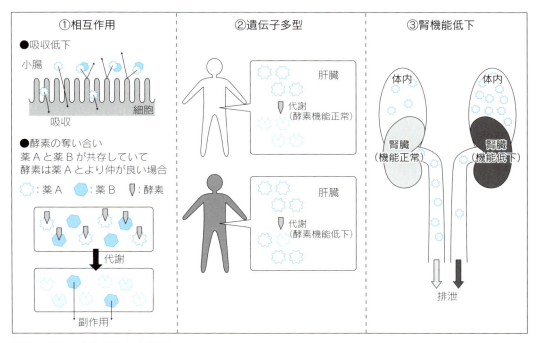

図3　薬の働き方が変わる要因

## 4 TDM（治療薬物モニタリング）

　治療薬物（薬物血中濃度）モニタリング（therapeutic drug monitoring：TDM）では，薬物血中濃度を測定し，その結果と臨床所見から，よりその患者さんに適切な血中濃度となるように薬剤の用法・用量を調節します．シミュレーションソフトが利用できる場合は，測定結果と患者さんの体格や腎機能などを入力して，より適切な用法・用量を導き出します．また，患者さんがきちんと薬を飲んでいるか（服薬アドヒアランスが良好であるか）を判断するために，その薬物の血中濃度を測定することもあります．アドヒアランスが良好であるかどうかが判断できれば，より適切な治療計画を作ることができます．もっともポピュラーなTDMは，MRSA感染症に使用されるバンコマイシンの投与設計です．患者さんに有効な血中濃度を保ち，かつ，腎障害などの副作用が発現しないような用法・用量を医師に提案します．

　TDMは保険（診療報酬）が適用されますが，当然全ての医薬品が対象となるわけではありません．TDMの実施が効果的な医薬品が指定されています．また，単に測定するだけでは診療報酬の対象にはならず，必ず得られた値の解釈（コメント）が必要です．血中濃度の解釈を行う職種は指定されていませんが，依頼された薬剤師あるいは処方医となります．

　TDM業務には次の3通りの方法がありますが，どれか一つではなく，これら3通りをそれぞれの病院の事情によって組み合わせて実施しています．

① 病院薬剤部内で測定する
② 同じ病院の検査部で測定する
③ 業者に測定を委託する

　なお，①の場合，薬剤業務補助者が参加しているところが多く見受けられます．補助業務では，血液検体の受付から機器の管理まで多くの過程に関与しますが，これも各病院によって異なります．

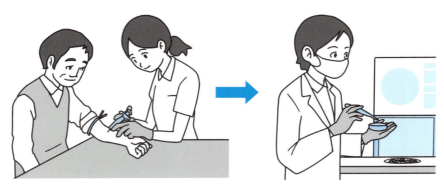

採血して体の中にある薬物濃度を測定し，薬の投与量の適切性を判断．

図　TDM

**1 薬（医薬品）の基礎知識**

## 5 薬の区分

### ❶ 概論（医薬品の分類）

医薬品の分類は，日本薬局方（医薬品の品質を適正に確保するために必要な規格・基準及び標準的試験法等を示す公的な規範書）に収載の局方医薬品と，それ以外の局方外医薬品（日本薬局方外医薬品規格などに収載）に分類されています．

また，医薬品は，基原，剤形，使用目的，使用区分などから以下のように分類されています．
・基原または本質：化学薬品，生薬，油脂・精油類，生物学的製剤，抗生物質など
・剤形：散剤，錠剤，注射剤，軟膏剤，クリーム剤，貼付剤，点眼剤など
・使用目的：診断薬，治療薬，予防薬
・使用区分：薬局医薬品，要指導医薬品，一般用医薬品

本項では，薬の使用区分について概説します．

### ❷ 薬の区分

医薬品は，薬局医薬品（医療用医薬品と薬局製造販売医薬品）及びOTC医薬品（要指導医薬品と一般用医薬品）に大別されます（表1）．

表1　医薬品の分類と取扱いの概要

| | 薬局医薬品 | | | OTC医薬品 | | | |
|---|---|---|---|---|---|---|---|
| | 医療用医薬品 | | 薬局製造販売医薬品 | 要指導医薬品 | 一般用医薬品 | | |
| | 処方箋医薬品 | 処方箋医薬品以外の医療用医薬品 | | | 第1類 | 第2類（指定第2類） | 第3類 |
| 処方箋 | 必須 | 必須ではないが原則必要 | 不要 | 不要 | 不要 | 不要 | 不要 |
| 患者への積極的な情報提供 | | 義務 | 義務 | 義務 | 義務 | 努力義務 | 不要 |
| 販売対応する専門家 | 薬剤師 | 薬剤師 | 薬剤師 | 薬剤師 | 薬剤師 | 薬剤師または登録販売者 | 薬剤師または登録販売者 |
| 陳列方法・場所 | 調剤室内 | 調剤室内 | 調剤室内 | 購入者から隔離 | 購入者から隔離 | 決まりなし | 決まりなし |
| 容器などの表示 | | | | 要指導医薬品 | 第1類医薬品 | 第2類医薬品 ※指定第2類医薬品については，「2」を□または○で囲む 第2類医薬品 または 第②類医薬品 | 第3類医薬品 |
| 通信販売 | 不可 | 不可 | 可 | 不可 | 可 | 可 | 可 |

13

第Ⅰ章　薬剤業務の基礎

## 1）薬局医薬品

① 医療用医薬品（処方箋医薬品と処方箋医薬品以外の医療用医薬品）

　　処方箋医薬品は，「医師若しくは歯科医師によって使用され，または医師等の処方箋若しくは指示によって使用されることを目的として供給される医薬品」と定義されています．つまり，病院で使用，または処方箋に基づき薬局にて調剤・販売される医薬品です．処方箋医薬品は，医療用医薬品のうち約半数を占めています．また，処方箋医薬品と認定される医薬品は以下のいずれかの要件に該当します．

・使用方法が難しい

・効果が高い反面，重篤な副作用が発現するリスクがある

・医薬品の効能・効用に伴い，興奮作用や依存性が生じる（治療以外の目的で使用される危険性がある）

・発売後まだ間もなく，使用実績が少ない

・患者の状態把握が必要である

　　処方箋医薬品は医師が診断に基づき，それぞれの患者さんの症状や体質に合った的確な医薬品を選定して処方箋を発行し，さらに薬剤師の監査を受けて調剤されるため，他人に譲渡することは禁じられています．

　　一方，処方箋医薬品以外の医療用医薬品は，法律上は，処方箋がなくても薬局にて購入できる医療用医薬品です．具体的には，抗アレルギー薬（フェキソフェナジン，オロパタジンなど），外用薬（ワセリン，外用ステロイド剤など），総合感冒薬，解熱鎮痛薬（アセトアミノフェン，ロキソプロフェン），ビタミン製剤，漢方薬（五苓散，当帰芍薬散など）等が該当します．また，医療用の体外診断用医薬品（SARS コロナウイルス抗原キット，インフルエンザウイルスキットなど）もこれに含まれます．これらは患者さんが病院を受診することなく，比較的効果が高い医薬品を購入することができるため，時間や病院受診料の節約になると考えることもできます．しかしながら，厚生労働省の通知では，これらに分類される医薬品についても，処方箋に基づく薬剤の交付を原則とすることが示されており，処方箋がない状況でやむを得ず販売を行わざるを得ない場合においても，薬剤師が以下の事項に留意する必要があります[1]．

・販売数量については，必要最低限に限ること

・必要に応じ，一般用医薬品などの使用を勧めること

・必要に応じ，医師または歯科医師の診断を受けることを勧めること

・販売した薬剤師の氏名，薬局の名称及び電話番号その他連絡先を伝えること

・品名，数量，販売の日時等を書面に記載し，2 年間保存すること

・購入した者の連絡先を書面に記載し，これを保存するよう努めること

　　処方箋医薬品及び処方箋医薬品以外の医療用医薬品は，薬局での薬剤師による対面販売が義務付けられており，インターネットなどの通信販売での購入はできません．

② 薬局製造販売医薬品

　　薬局製造販売医薬品とは，「薬局開設者が，薬局製剤指針に従って薬局にて製造し，消費者に直接販売する医薬品」のことを指します（「薬局製剤」ともいいます）．薬局製造販売医薬品は，医師や歯科医師が発行する処方箋がなくても，薬剤師の判断のもと調

## 1 薬（医薬品）の基礎知識

合販売が可能です．具体的には，感冒薬，鎮咳薬，漢方製剤，軟膏剤，胃腸薬など 400 を超える品目が指定されています．薬局製造販売医薬品を薬局で製造及び販売するためには，都道府県知事による製造業及び製造販売業の許可が必要です．また，薬局製造販売医薬品の販売においては，患者さんに対して書面または電磁記録による情報提供が義務付けられていますが，薬剤師による対面販売は必須ではなく，毒薬及び劇薬を除く品目についてはインターネットでの販売も可能です．

### 2) 要指導医薬品

要指導医薬品は，薬局及びドラッグストアで直接購入可能な OTC 医薬品の一つであり，販売に際して処方箋は不要です．ただし，OTC 医薬品の中でも，一般用医薬品（第二類及び第三類医薬品）とは異なり，医療用医薬品に準じたカテゴリーに分類されており，薬局やドラッグストア内のカウンターの後ろなど，購入者の手が届かない場所に陳列されている必要があります．

要指導医薬品の販売については，薬機法によって規定されており，治療効果において人体に対する作用が著しくないもので，かつ薬剤師その他の医薬関係者から提供された情報に基づいて，患者さんの選択により使用されることが目的とされています．このため要指導医薬品は，適正な使用の観点から薬剤師の対面による情報の提供及び薬学的知見に基づく指導が必要であり，インターネットなどで販売することはできません．また，販売した医薬品の品名や数量，販売日時，販売者名，提供した情報の内容などを書面に記載して 2 年間保存する必要があります．

要指導医薬品には，医療用医薬品のうち安全性が高く，一般用医薬品として販売しても差し支えないと判断されたものの，まだ十分な期間が経っていないためリスクが確定していない医薬品（スイッチ OTC 医薬品）や，医療用医薬品として国内での使用実績のない有効成分を含み，直接 OTC 医薬品として承認申請された医薬品（ダイレクト OTC 医薬品），あるいは劇薬が該当します．具体的には，アレルギー治療薬（ベポタスチン），消炎鎮痛薬（ナプロキセン），頻尿治療薬（プロピベリン）などの一部が分類されています．要指導医薬品のうち，スイッチ OTC 医薬品では移行後原則 3 年，ダイレクト OTC 医薬品では承認を受けてから 4～8 年の調査等で安全性が確認できれば一般用医薬品に移行します．

### 3) 一般用医薬品（第一類，第二類，第三類医薬品）[2)]

一般用医薬品は，薬局及びドラッグストアで直接購入可能な OTC 医薬品です．その副作用や薬の飲み合わせなどのリスクの程度に応じて，3 つのグループに分類されており，それぞれ販売時のルールや情報提供の必要性などが個別に定められています．

#### ① 第一類医薬品

副作用などにより，日常生活に支障をきたす程度の健康被害が生じるおそれのある医薬品のうち，使用に関し特に注意が必要な医薬品が分類されます．また，一般用医薬品としての安全性評価のための調査期間が十分でなく，リスクが不明な医薬品もこのカテゴリーに該当します．具体例として，胃酸分泌抑制薬ファモチジン錠（ガスター10 など），禁煙補助剤ニコチンパッチ（ニコチネルパッチ），口唇ヘルペス用薬アシクロビル軟膏（アクチビア軟膏），解熱鎮痛薬ロキソプロフェン錠（ロキソニンS）などが該当します．第一類医薬品は，要指導医薬品と同様に，薬局やドラッグストア内のカウン

15

第Ⅰ章　薬剤業務の基礎

ターの後ろなど，購入者の手が届かない場所に陳列する必要があります．また，当該医薬品の販売に際し，薬剤師による情報提供が義務付けられていますが，対面販売は必須ではなく，インターネットなどで購入することも可能です．

② 第二類医薬品

　副作用等により日常生活に支障をきたす程度の健康被害が生ずるおそれがあり，厚生労働大臣が指定する医薬品が該当します．販売に際しては，薬剤師または登録販売者が対応し，患者・購入者への情報提供に努めることとされています．インターネットなどでの購入も可能です．具体例として，アレルギー性鼻炎薬フェキソフェナジン錠（アレグラFX），胃腸薬ピレンゼピン錠（ガストール）などがあります．また，第二類医薬品の中でも使用において注意すべき禁忌があるもの（解熱鎮痛薬アスピリン錠（バイエルアスピリン）），依存性を有するもの（鎮咳薬リン酸コデイン錠（アネトン）），適応を誤ると症状悪化のおそれがあるもの（水虫治療薬ブテナフィンクリーム（ブテナロックVαクリーム））などは指定第二類医薬品に分類されています．

③ 第三類医薬品

　副作用や薬物相互作用による健康被害のリスクが比較的低く，患者・購入者から直接希望がない限り，情報提供に関する法的制限がない医薬品が該当します．また，販売に際しては，薬剤師または登録販売者が対応し，インターネットなどでの購入も可能です．

### ❸ 麻薬・向精神薬・覚醒剤

　医療用医薬品の中には，法律上で麻薬，向精神薬，覚醒剤等に分類されるものがあり，特別な管理が必要となります．これらは，医療に関わる法律に加えて，「麻薬及び向精神薬取締法」及び「覚醒剤取締法」において，薬物乱用防止のために厳しく規制されています．そのため，種類によっては処方できる医師が制限されますし，薬剤部（薬局）内においても，一般的な医薬品よりも厳格に保管・管理することが求められています．

　基本的に，このように厳重な管理体制が求められる医薬品（管理医薬品と呼ぶ医療施設もあります）については，医療従事者しか取り扱いができません．そのため，薬剤部内では薬剤師が取り揃え等も含めて全ての業務を行い，病棟への搬送も看護師などの医療従事者が行うこととなります．

#### 1）麻薬（医療用麻薬）

　がん性疼痛や慢性疼痛などに使用されるモルヒネやフェンタニルなどは麻薬に分類されます．内服薬，注射薬，貼付薬，坐薬などさまざまな剤形があります．

　麻薬を処方するためには，医師は「医師免許」とは別に「麻薬施用者免許」（免許の有効期間は免許の日からその日の属する年の翌々年の12月31日まで）が必要となります．「麻薬施用者免許」は都道府県知事から発行を受ける必要があり，そこで「麻薬施用者番号」が付与されます．また，医師は専用の麻薬処方箋を用いて処方を行いますが，麻薬処方箋には「麻薬施用者番号」を記載する欄があり，麻薬処方箋を受けた薬剤師はこの番号を確認します．院外処方箋の場合，一般の医薬品と麻薬を同一の処方箋中で処方することができます（もちろん，その際も「麻薬施用者番号」の記載は必須です）が，麻薬が含まれているため，この処方箋は麻薬処方箋として取り扱う必要があります（第Ⅰ章の2「1　処方箋と処方箋の記載事項」参照）．

「麻薬施用者免許」は各都道府県知事が発行するため，別の都道府県に異動した際には再度発行を受ける必要があり，そのたびに「麻薬施用者番号」も変わります．そのため，特に異動が多い年度初めの4月は，以前の「麻薬施用者番号」を用いて処方してしまう医師が時々いるので，厳密にチェックする必要があります．なお，麻薬は原則として30日分までしか処方できません．

麻薬の管理は，最も厳密に行われます．医療機関には1名の麻薬管理者（保険薬局の場合は麻薬小売業者）を置く必要があります（「麻薬管理者免許」，「麻薬小売業者免許」の有効期間も，免許の日からその日の属する年の翌々年の12月31日までです）．管理にあたっては，麻薬専用の金庫（写真）で保管することが麻薬及び向精神薬取締法で規定されており，扉や鍵を開けたままにすることは許されません（麻薬管理者が適切に鍵を管理します）．手術室や病棟においても同様で，麻薬専用の金庫を設置して保管します．また，麻薬管理者は麻薬を管理する帳簿を作成し，その出納を全て記録することが義務付けられています（「どの患者」に「何錠」調剤したか等を正確に記録します）．そして，前年の10月1日からその年の9月30日までの1年間の使用記録を，都道府県の管轄部署に毎年届け出る必要があります．

麻薬を購入する際には，麻薬管理者は麻薬卸売業者との間で麻薬譲渡証と麻薬譲受証を取り交わし，購入内容に相違がないか，きちんと確認します（内容に不備があれば納品できません）．

廃棄方法も麻薬管理者の責務として厳格に規定されており，使用期限切れ等の「調剤される前の麻薬」は，あらかじめ「麻薬廃棄届」を都道府県知事に提出し，都道府県の麻薬取締員等の立会いのもと廃棄します．また，施用中止や残液が生じた場合等の「調剤された後の麻薬」は，適切な方法（麻薬の回収が困難な方法）により，自施設の他の職員立会いのもとに廃棄します（廃棄後30日以内に「調剤済麻薬廃棄届」を都道府県知事に届け出ます）．

その他，麻薬管理者は，麻薬に破損等の事故が起きた際には，「麻薬事故届」を作成して都道府県知事に届け出なければなりません．なお，盗難が発生した（あるいは盗難のおそれがある）場合も同様に「麻薬事故届」を作成して都道府県知事に届け出るとともに，すみやかに最寄りの警察署にも届け出ます．

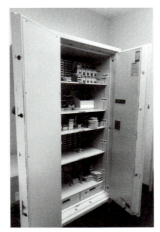

写真　麻薬の管理

第Ⅰ章　薬剤業務の基礎

### 2）向精神薬

　向精神薬には，抗うつ薬や抗不安薬，睡眠導入剤（睡眠薬）などの薬剤があります．乱用のおそれ及び有害作用の高い順に，第一種，第二種，第三種に分類され，それぞれ管理方法が麻薬及び向精神薬取締法で規定されています（表2）.

　第一種及び第二種に分類される向精神薬について，譲り受けや譲り渡しがあった時，または期限切れ等で調剤前に廃棄した時には帳簿に記録し，最終記載の日から2年間保存しなくてはなりませんが，患者さんへ交付（使用）する場合や，調剤後使用されずに患者さんから返却されて廃棄した場合については，帳簿への記録は必要ありません．とはいえ，在庫管理のため，調剤ごとに記録している医療施設がほとんどではないかと思います．向精神薬も基本的には，鍵のかかる保管庫で管理することとなっています．また，内服薬であれば120錠，注射剤であれば10本以上を紛失等した場合，都道府県知事に届け出なくてはなりません．内服薬の場合，棚卸の間隔が長くなり過ぎると，この上限量を超えた差が出てしまうこともあるようですので注意が必要です．なお，向精神薬の紛失に関しては，医療機関が記者会見等を行って事実を公表し，責任者が謝罪しているとの印象があるのではないかと思います．

表2　向精神薬の分類と薬剤

| 第一種向精神薬 | ナルコレプシー治療薬（メチルフェニデート等） |
|---|---|
| 第二種向精神薬 | 鎮痛薬（ペンタゾシン，ブプレノルフィン等），睡眠導入薬（フルニトラゼパム等） |
| 第三種向精神薬 | 催眠鎮静薬（ミダゾラム等），睡眠導入薬（トリアゾラム等），抗てんかん薬（ジアゼパム等），他多数 |

　向精神薬は麻薬とは異なり，一般の医薬品と同様に処方することが可能です．そのため，通常の処方箋の中に向精神薬も含まれます．ただし，向精神薬は最大処方可能日数が定められており，薬剤によって14日，30日，90日と異なります．適切な処方を行い，乱用を防止することが重要です．

### 3）覚醒剤及び覚醒剤原料

　覚醒剤としては，メタンフェタミン（ヒロポン）のみが日本で承認されています．しかし，「覚醒剤施用機関」として覚醒剤取締法で認められたごく一部の医療施設でしか使用できないため，ほとんどの医療機関では使用する機会がありません．

　他方，覚醒剤を製造する原料となる覚醒剤原料に指定される医薬品は，多くの医療機関で使用する機会があります．セレギリン（パーキンソン病治療薬），リスデキサンフェタミン（注意欠如/多動症障害（ADHD）治療薬）等が，主な覚醒剤原料として指定されている薬剤です．医療機関で取り扱うための免許等は必要ありませんが，納品の際の譲渡証・譲受証の取り交わしや，鍵のかかる保管庫での管理が必要であり，廃棄の際も都道府県知事に「覚醒剤原料廃棄届」を提出し，覚醒剤監視員の立会いのもと廃棄します．

### 4）その他の管理を要する医薬品

　特に管理が必要な医薬品として，毒薬・劇薬があります（第Ⅰ章の3「5　院内製剤」のコラム参照）．薬機法の規定では，毒薬は専用の施錠できる保管庫で管理する必要があり，劇薬も他の薬剤と区別して保管することを求めています．毒薬の中でも，筋弛緩薬は危険性の高い

**1 薬（医薬品）の基礎知識**

医薬品であり，帳簿を作成するとともに，空バイアルの数をチェックして使用量を管理します（毒薬についても紛失した際には，記者会見等を行って事実を公表し，責任者が謝罪している印象があります）．なお，筋弛緩薬にはロクロニウムとベクロニウムがありましたが，現在ベクロニウムは販売中止となっています．

　また，特定生物由来製品は，人体から採取した材料（例：血液等）を原料として製造されるもので，血液製剤等が該当します（第Ⅱ章の1「3　基本的な補助業務」のコラム参照）．原料に由来する感染症等への安全対策は十分講じられているものの，その危険性が「0（ゼロ）」とは言えないのが現状です．そのため，これらの医薬品から将来的に未知のウイルス等が同定される可能性もあることから，使用記録の作成が求められています．すなわち，「どの患者」に「どのロット」の特定生物由来製品を「いつ」使用したかについて全て記録し，20年間保存しなくてはなりません．

　その他にも放射性医薬品等は，放射線被曝のおそれがあることから，使用区域などを厳格に規定して使用する必要があります．最近では，細胞そのものを患部に移植する細胞医薬品（再生医療と呼ばれています）や，無毒化したウイルスを使用したウイルス医薬品など，特殊な管理を必要とするさまざまな医薬品が誕生しています．それに伴い，薬の品質を保つための「保管管理」，医療従事者や患者さんを守るための「安全管理」，薬物乱用等を防止するための「規制管理」など，個々の医薬品に応じた適切な管理が医療機関には求められています．

**参考文献**
1) 厚生労働省医薬・生活衛生局総務課：「第1回　医薬品の販売制度に関する検討会」（資料3：処方箋医薬品以外の医療用医薬品の販売について），令和5年2月22日．
2) 厚生労働省医薬食品局総務課：「第8回　一般用医薬品のインターネット販売等の新たなルールに関する検討会」（資料7：一般用医薬品（第1類，第2類）の主な種類について），平成25年5月10日．

## 6 登録販売者とは

　登録販売者は一般用医薬品（いわゆる市販薬）の販売を行うため，2009年に当時の薬事法（現・薬機法）の改正により誕生した公的な資格です．

　従来，医薬品の販売は，薬剤師と薬種商（指定医薬品以外の医薬品や健康食品，漢方薬等を販売する店舗の許可で専門職の資格ではありません）の資格を持った人に限定されていました．しかし，薬事法（薬機法）の改正により薬種商資格が廃止され，その代わりとして登録販売者という専門資格が新設されました．この法律の改正は，医療費削減を目的としたセルフメディケーション（自分の健康は自分で責任を持ち，軽い身体の不調は自分で対応すること）の考え方により，患者さん（消費者）にとって医薬品が身近なものである必要があります．しかし，販売する側では薬剤師不足が問題となっており，このような問題を受けて登録販売者資格が制定されました．登録販売者資格制度により薬剤師だけでなく登録販売者も医薬品の販売に携わることができるようになりました．なお，業界団体は，登録販売者の名称を「医薬品登録販売者」に変更するよう国に求めています．

　登録販売者資格は都道府県による試験・認定であり，一方，薬剤師は国家資格の試験（国家

# 第Ⅰ章 薬剤業務の基礎

試験）で認定も国が管理しています．登録販売者資格を取得するには，都道府県知事が実施する年1回の試験を受けて合格しなければなりません．実務経験，受講必須科目などの受験資格は必要ありませんので，だれでも取得（受験することが）できます．ただし，店舗の管理者になるためには，経験年数が必要です．

　登録販売者と薬剤師では扱う医薬品の範囲が異なります．登録販売者は第2類，第3類の一般用医薬品（風邪薬や鎮痛剤を含む，一般用医薬品の約90%以上に該当）の販売を行うことができます（図）．しかし，特に注意を必要とする第1類医薬品と要指導医薬品については，薬剤師でなければ販売することができません．また，処方箋による調剤を行うことができるのは薬剤師です．登録販売者は市中の薬局，ドラッグストア，コンビニエンスストアなど，一般用医薬品を扱う施設で勤務することができます．

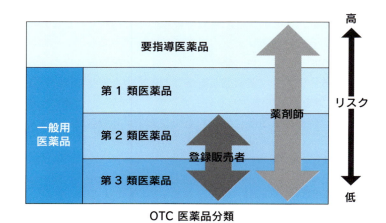

図　登録販売者と薬剤師との一般用医薬品の取扱い範囲

　一般用医薬品は，薬局やドラッグストアで，薬剤師や登録販売者などのアドバイスを受けた上で，購入する人が自らの判断で選ぶものです．一般用医薬品は副作用などの発生するリスクにより現在，第1類，第2類，第3類に分類されています．現行の第2類と第3類は統合される予定で，現在，第3類医薬品については，販売時に薬の使用方法や注意事項の説明（情報提供）をしなくても良いとされていますが，統合されることにより第2類医薬品と同じ努力義務が課されます．一方，医療用医薬品は，病院や診療所などの医療機関で医師の診察を受けた上で，患者さんの症状に適した種類・使用量を医師が処方するものです．

> **column**　　　　　　　　**薬局と薬店の違い**
>
> 　薬局（保険調剤薬局）は薬機法で「薬剤師が販売又は授与の目的で調剤の業務並びに薬剤及び医薬品の適正な使用に必要な情報の提供及び薬学的知見に基づく指導の業務を行う場所」と定められています．これに対し薬店は，一般的にドラッグストアなど一般用医薬品を販売するだけの店舗のことをいいます．薬店では，「医薬品の販売の許可を受けた者＝薬剤師あるいは登録販売者」が対応にあたることが義務付けられています．

## 1 薬（医薬品）の基礎知識

　現在，第2類，第3類医薬品を販売する際の情報提供は，かぜ薬などの第2類では努力義務，ビタミン剤などの第3類では不要となっています．しかし，第2類，第3類医薬品の販売に薬剤師や登録販売者が関わっていないケースがみられること，「現行の分類が複雑すぎる」といった指摘が出ていたことから，リスクに応じ，薬剤師や登録販売者が関わり，必要な情報提供をするために，厚生労働省は現行の第1類医薬品を「薬剤師が販売する医薬品」，第2類，第3類医薬品を統合して「薬剤師または登録販売者が販売する医薬品」とする方針を示しています．また，第3類医薬品に新たに情報提供の努力義務を課す一方，薬剤師や登録販売者の関与が不要な医薬品は医薬部外品に移行する方針としています．さらに，販売時に薬剤師や登録販売者が購入者の状況を確認できる店内の動線や，ネット販売のシステムなどの構築を促すなど，購入者が薬について相談しやすい環境の整備も進めることとしています．

---

### column　　　　　　　零売（れいばい）

　医療用医薬品のうち，その約半数が非処方箋医薬品に該当します．この処方箋医薬品以外の医療用医薬品を販売することを零売（れいばい）といいますが，患者さんの安全を考えると好ましくない行為です．零売はきわめて少数の薬局で行われており，国は，零売を「やむを得ず販売を行わざるを得ない場合」に限り，条件付きで認めています．条件とは，一般用医薬品の販売を考慮した上で，必要に応じた受診勧奨を行うことや，必要最小限の数量のみを販売することなどがあります．

---

## 7　薬の名前

### ❶ 医薬品の名称

　医薬品を示す名称には，商標名（商品名・銘柄名），一般名，化学名，開発コード，薬局方名，薬局方別名などがあります．本項では，商標名（商品名・銘柄名）及び一般名を中心に，医薬品名称やその代表的な命名ルールについて概説します．なお，処方箋における一般名処方の記載の詳細については，第1章の「2　処方箋」の各項を参照してください．

#### 1）　商標名（商品名・銘柄名）

　通常，新たに販売される医薬品は「商標名（商品名・銘柄名）」+「剤形」+「規格（含量または濃度等）」の組み合わせで販売名が決定されます．商標名は，その医薬品を開発した製薬企業によって命名され，商標として登録されることから権利者（製薬企業など）と，権利者から使用を許可された者以外は使用できません．

　例えば，過去に購入した商品の経験を基に，同じ名称の商品を再度探して購入するといったことがありますが，医薬品の商標名についても同様で，患者さんに薬剤特性を想起させることで，医薬品ブランドの確立，同一商標名の医薬品は同一の品質を有するとのイメージ戦略に利用されます．一方，同じ有効成分であっても，用途が異なる場合にはあえて異なる商標名を命名することもあります．その一例として，メトトレキサートという薬剤は，抗悪性腫瘍薬としては「メソトレキセート」の商標名で，抗リウマチ薬としては「リウマトレックス」の商標名で販売されています．

第Ⅰ章　薬剤業務の基礎

　商標名を登録する製薬企業は，医薬品の特徴が連想できる，覚えやすい，治療効果への期待を反映するなど，さまざまな工夫を凝らして名称を付けています．商標名の命名はある程度は自由ですが，保健衛生上の危害の発生するおそれのないものであり，かつ，医薬品としての品位を保つものであることが求められます．例えば，「スーグナオール」のような名称は，誇大な治療効果を連想させ，品位の点において医薬品の名称としては認められません．他にも，剤形及び有効成分の含量や濃度に関する情報が含まれること，商標名の一部が省略された場合は他に該当する製剤が存在しないこと，既承認品目の名称と同一でないことなどの一般原則があります．表1に商標名の由来について代表的なものを示しました．

表1　代表的な商標名とその由来

| 商標名<br>（商品名・銘柄名） | 主成分 | 名称の由来 | 薬効，効能など |
|---|---|---|---|
| 薬効に関連した商標名 | | | |
| ムコダイン | L-カルボシステイン | 粘液（mucus→ムコ）を動的にして（dynamic→ダイン）排出する． | 気道粘液調整（上気道炎など） |
| デパス | エチゾラム | うつ状態（depression）から離れる（pass）． | うつ病における不安解消など |
| ローコール | フルバスタチンナトリウム | lower cholesterol（コレステロールを下げる）に由来する． | 高コレステロール血症 |
| 薬理作用の発現メカニズムに関連した商標名 | | | |
| カルスロット | マニジピン塩酸塩 | $Ca^{2+}$チャネルの通路スロット（slot）に結合して$Ca^{2+}$流入を抑える． | $Ca^{2+}$拮抗降圧剤（抗高血圧薬） |
| ベタニス | ミラベグロン | $\beta_3$（ベータ3）受容体作動薬に由来する． | $\beta_3$受容体作動性過活動膀胱治療剤 |
| その他の商標名 | | | |
| クラビット | レボフロキサシン水和物 | crave it（待ち望まれる）の意味に由来する． | 抗菌薬 |
| サンコバ | シアノコバラミン | 開発した製薬企業（参天製薬）の「サン」と主成分名の一部の「コバ」をとって命名． | 調節機能改善点眼剤 |
| マイスリー | 酒石酸ゾルピデム | my sleep（私の眠り）の意味に由来する． | 睡眠導入剤 |
| 薬効や製剤的特徴について商標名の後ろにつける略語 | | | |
| LA | long active：効果が長く持続するという意味 | | |
| CR | controlled release：成分の放出をコントロールして持続性を出すという意味 | | |
| OD | oral disintegrating：口腔内で崩壊（溶ける）という意味 | | |

❷　一般名[1),2)]

　医薬品の一般名とは，医薬品に含有される主成分を示す名称のことです．以前は，医師等が発行する処方箋には，医薬品の商標名が記載されていることが一般的でした．しかし，2012（平成24）年4月1日以降に，後発医薬品が存在する医薬品について一般名で記載された処方箋（一般名処方）を医師が交付した場合，医療機関において一般名処方加算を算定できるようになりました（第Ⅰ章の2「3　一般名処方と後発医薬品への変更」参照）．これにより，先発医薬品，後発医薬品の区別なく，有効成分，効能効果が同一の医薬品であれば，薬剤師と相談の上，患者さんは自由に医薬品を選択できるようになりました．

　医薬品の一般名は，世界保健機関（WHO）が定める国際一般名（International Nonpropri-

**1 薬（医薬品）の基礎知識**

etary Name：INN）の分類規則である「ステム（stem）」に基づいて命名されます．ステムとは「軸，幹」といった意味で，文字どおり，医薬品の一般名が命名される際の基本原則であり，化学構造や薬理作用が類似した物質グループに属する薬物のINNは，ステムによってその類似性・関連性が意味づけられています．日本での医薬品の一般名（Japanese Accepted Name：JAN）は，基本的にINNを和訳したものですが，JANでは成分全体に名称を与えるため，例えば「塩，エステル，水和物等」の場合は原則としてそれらの修飾部も含めて命名されます．また，過去の歴史的経緯に基づいてINNとJANが一致しない例外も存在し，例えば，JANではアセトアミノフェンの名称が採用されているのに，INNではパラセタモール（paracetamol）と命名されていたり，同様にJANではアドレナリンの名称が採用されているのに，INNではエピネフリン（epinephrine）と命名されていたりします．表2にWHOが定めるステムについてその代表例を示しました．

表2　代表的なステムと関連する医薬品グループ

| ステム | 関連する医薬品グループ | 一般名の例 |
|---|---|---|
| -azolam<br>（-アゾラム） | ジアゼピン系催眠・抗不安薬 | Triazolam<br>（トリアゾラム） |
| -oxacin<br>（-オキサシン） | ニューキノロン系抗菌薬 | Levofloxacin<br>（レボフロキサシン） |
| -caine<br>（-カイン） | 局所麻酔薬<br>$Na^+$チャネル阻害薬 | Xylocaine<br>（キシロカイン） |
| -xaban<br>（-キサバン） | 抗血栓薬<br>経口FXa阻害剤 | Edoxaban<br>（エドキサバン） |
| -gliptin<br>（-グリプチン） | 糖尿病治療薬<br>DPP-4阻害薬 | Sitagliptin<br>（シタグリプチン） |
| -sartan<br>（-サルタン） | アンジオテンシンⅡ<br>受容体拮抗薬 | Olmesartan<br>（オルメサルタン） |
| -taxel<br>（-タキセル） | タキサン系抗がん薬 | Paclitaxel<br>（パクリタキセル） |
| -terol<br>（-テロール） | 気管支拡張薬<br>$\beta_2$受容体作動薬 | Tulobuterol<br>（ツロブテロール） |
| -vastatin<br>（-バスタチン） | 高脂血症治療薬<br>HMG-CoA還元酵素阻害薬 | Pravastatin<br>（プラバスタチン） |
| -prazole<br>（-プラゾール） | 消化性潰瘍治療薬<br>プロトンポンプ阻害薬 | Omeprazole<br>（オメプラゾール） |
| -lukast<br>（-ルカスト） | 気管支喘息治療薬<br>ロイコトリエン受容体拮抗薬 | Montelukast<br>（モンテルカスト） |

　先述したように，医薬品の販売名の記載にあたっては，商標名（商品名・銘柄名）あるいは一般名に加えて，「剤形」や「規格（含量または濃度等）」も付記されます．それぞれのルールについては以下のとおりです．
　①　剤形に関する事項
　　・日本薬局方の製剤総則に収載された剤形を記載する．

第Ⅰ章　薬剤業務の基礎

・液剤については，「外用」，「内用」，「うがい用」等を付記することとし，また，経口的に使用しない錠剤等については，「外用」，「膣用」，「吸入用」等を付記する等により，用法を明確化する．

② 規格（含量または濃度等）に関する事項

・錠剤，カプセル剤等の場合は，当該品目中の有効成分の含量を記載する．

・軟膏剤，液剤，顆粒剤，散剤，シロップ剤，点眼剤等，1回の投与時に各製剤の一部を使用する製剤にあっては，濃度を記載する．

・注射剤の場合，濃度表示ではなく含量表示（総量表示）を原則とする．

## ❷ 後発医薬品の販売名

2000年代以降，医療費削減のため，国が医薬分業推進策とともに後発医薬品使用促進策を講じてきたことから，類似した商標名を有する後発医薬品の数が急増しました．その結果，名称類似の医薬品を取り違えるインシデント件数も増加することとなりました．また，医師は慣れ親しんだ先発医薬品の商標名を処方箋に記載する一方で，後発医薬品の商標名まで記憶していることは少なく，これが後発医薬品使用促進の障害ともなっていました．そこで厚生労働省は，2005（平成17）年に「医療用後発医薬品の承認申請にあたっての販売名の命名に関する留意事項について」という通知を発出して[3]，後発医薬品の販売名については一般名を基本とする方針を示しました．

後発医薬品の販売名については，「一般名」+「剤形」+「規格（含量または濃度等）」+「会社名（屋号）」の組み合わせで命名されます．一般名，剤形，規格に関する記載事項などについては先述したとおりですが，会社名（屋号）の表記については，漢字，ひらがな，カタカナ，アルファベットを用いて原則4文字以内とし，括弧括り（「　」，（　），【　】等）とすることが定められています．

## ❸ 抗体医薬品の一般名に関する「これまで」と「これから」

抗体は，生体の免疫防御機能に寄与するタンパク質で，免疫グロブリンとも呼ばれます．抗体医薬品は，疾患発症の原因分子，あるいは疾患発症に関わる変異細胞群に発現する分子に特異的に結合する抗体を遺伝子組換え技術等を応用して作製し，製剤化したものです．通常，抗体医薬品は，マウスに抗体の標的となる分子の断片（抗原）を注射して作製します．抗原を投与されたマウスの脾臓から，抗体産生細胞（B細胞）を複数抽出し，その中から抗原の認識力が最も高い抗体を産生できるB細胞を選定した後にクローン化して，均一な性質を有する抗体（モノクローナル抗体）を作製させます．この手法は，一度B細胞のクローン化に成功すれば，連続して大量に抗体医薬品を作製できるという利点があります．しかし，このマウス由来のモノクローナル抗体（マウス抗体）は，医薬品としてヒトに投与された際に，異物として認識されてアレルギー反応を引き起こしたり，分解されて効果が減弱したりすることがあります．そこで，これらの欠点を克服するために，抗原に結合する部分だけマウスの抗体を残して，残りはヒトの抗体に変えたキメラ抗体やヒト化抗体が開発されました．また，遺伝子改変技術を利用して，完全にヒトと同じ抗体を産生するマウスを生み出し，そのマウスを由来として抗体（完全ヒト抗体）を精製・製剤化する技術も確立されています．

**1 薬（医薬品）の基礎知識**

　抗体医薬品の一般名の命名にも，先述した「ステム」が利用されます．これまでの抗体医薬品の一般名には，ステムとして語尾に「-mab（マブ（<u>m</u>onoclonal <u>a</u>nti<u>b</u>ody の略）」が付記されていました．また，そのステムの前には「サブステム」として，抗体の起源（マウス抗体：「-o-」，キメラ抗体：「-xi-」，ヒト化抗体：「-zu-」，完全ヒト抗体：「-u-」）と，さらにその前に，対象疾患や標的臓器を示すサブステム（腫瘍関連：「-ta-」か「-tu-」，免疫系関連：「-li-」，心臓血管関連：「-ci-」）が付記されていました．抗体医薬品の一般名とステムの代表例を表3に示します．

表3　抗体医薬品の一般名とステムの代表例

| 一般名 | 適応 | サブステム | | ステム |
|---|---|---|---|---|
| | | 疾患や標的臓器 | 抗体の起源 | |
| Tras-tu-zu-mab<br>（トラスツズマブ） | 乳がん，胃がんなど | -tu-<br>腫瘍関連 | -zu-<br>ヒト化抗体 | -mab<br>モノクローナル抗体 |
| Inf-li-xi-mab<br>（インフリキシマブ） | 関節リウマチなど | -li-<br>免疫系関連 | -xi-<br>キメラ抗体 | -mab<br>モノクローナル抗体 |
| Beva-ci-zu-mab<br>（ベバシズマブ） | 直腸・結腸がんなど<br>（血管新生の抑制） | -ci-<br>心臓血管関連 | -zu-<br>ヒト化抗体 | -mab<br>モノクローナル抗体 |

　近年，さまざまな抗体医薬品の開発が進み，現在では日米欧で100品目を超える抗体医薬品が承認されており，今後もその数は増え続けることが予想されています．抗体医薬品の一般名は，比較的長く，覚えにくいものが多いため，新規の抗体医薬品が急増すると混乱を招く可能性があります．そこで，2021年10月のWHO専門家会議にて，抗体医薬品の命名ルールが変更されることが決定し，2021年11月に改正が行われました．新たな体系では，これまでの「ステム」による命名が廃止され，表4に示した4種のステムが採用されました．また，先述したようにマウス抗体や一部のキメラ抗体はアレルギー反応を引き起こす懸念があるため，抗体医薬品の新規開発の主流はヒト化抗体や完全ヒト抗体に移行しており（「-o-」や「-xi-」のサブステムが付記された医薬品の減少），2017年以降は，抗体の起源を示すサブステムが削除された抗体医薬品の一般名が増加している状況です．例としては，アメリカで2020年11月に神経芽細胞腫の適応で承認されたヒト化抗体「ナキシタマブ」（Naxi-ta（腫瘍関連）-mab（モノクローナル抗体））や，同じくアメリカで2021年5月に非小細胞肺がんの適応で

表4　新たな抗体医薬品一般名のステムとカテゴリー

| 接尾語のステム | カテゴリー | 定義 |
|---|---|---|
| -tug | 未修飾抗体<br>（<u>u</u>nmodified immuno<u>g</u>lobulin） | 抗体にアミノ酸配列の変更などの特別な改変が加えられていない抗体 |
| -bart | 人工抗体<br>（anti<u>b</u>ody <u>art</u>ificial） | アミノ酸配列の変更や糖鎖除去など，人工的な改変が加えられた抗体 |
| -mig | 多種特異性抗体<br>（<u>m</u>ult<u>i</u>-immuno<u>g</u>lobulin） | 複数の標的分子に結合できるように改変された抗体 |
| -ment | フラグメント抗体<br>（frag<u>ment</u>） | 抗体から定常領域（Fc領域）を除去して，可変領域（Fab領域）のみを断片化したもの |

25

第Ⅰ章　薬剤業務の基礎

承認された完全ヒト抗体「アミバンタマブ」(Amivan-ta (腫瘍関連) -mab (モノクローナル抗体)) が挙げられます.

**参考文献**
1) 厚生労働省医薬食品局審査管理課長:「医薬品の一般的名称の取扱いに関する事務手続等について」(平成18年3月31日薬食審査発第0331001号).
2) 高橋秀依:「ステムは医薬品のあいうえお!」, ファルマシア, **53**, 297-300, 2017.
3) 厚生労働省医薬食品局審査管理課長:「医療用後発医薬品の承認申請にあたっての販売名の命名に関する留意事項について」(平成17年9月22日薬食審査発第0922001号).

## 8　薬の形態（剤形）と服薬時間

　「剤形」とは，薬のかたち（形態）を指し，その吸収速度や作用を発現させる場所，薬の効き目の持続時間に大きく影響します．薬はその投与経路から，おおまかに内服薬，外用薬，注射薬に分類されますが，薬の作用時間や薬を効かせたい部位に応じて最大の効果が得られるよう，非常に多くの剤形が流通しており，状況に応じて使い分けられています．一方，服薬時間は主に薬物の薬理学的特性，すなわち薬剤がどのように吸収（absorption）・分布（distribution）・代謝（metabolism）・排泄（excretion）されるかによって決定されます（薬物動態：ADME（アドメ））．薬剤の剤形はADMEに直結するので（表1），服薬時間を決定・指導するためには，各剤形の特性をよく理解することが重要です.

　本項では，日本薬局方において規定されている内服薬，外用薬，注射薬それぞれの剤形について紹介し，その特徴と服薬時間の考え方を解説します.

表1　剤形と服薬時間の関係

| 剤形 | 特徴 | 服薬時間 |
|---|---|---|
| 即放性剤形 | 速やかに薬効が発現する設計. | 空腹時は食事による吸収の影響を受けにくいため，空腹時服薬が多い. |
| 徐放性・持続性剤形 | 有効成分がゆっくりと時間をかけて放出される設計. | 一般的には，特定の時間にかかわらず一定間隔で服薬する．睡眠を助けるような効果を目的とする場合は，就寝前が推奨される. |
| 内服薬以外の剤形 | 胃腸を避けて薬効成分を体内に入れる剤形．食事による影響や，吸収過程における酵素や肝臓での代謝の影響を避けることができる. | 剤形や目的により異なるが，基本的に食事とは無関係. |

### ❶　内服薬

　内服薬とは，患者さんが口から摂取し体内に吸収されて効果を発揮する薬剤群の総称であり，錠剤，カプセル剤，液剤，顆粒剤，粉末剤など，さまざまな剤形が流通しています.

　薬物が口から服薬されると，胃を通り小腸に運ばれ，そこで吸収されます．吸収された薬の成分は門脈（胃・小腸・大腸・膵臓・脾臓などの腹部臓器から，肝臓に入っていく静脈）を通って肝臓に運ばれ，そこで分解・解毒（代謝）された後，残った成分が全身の血流に乗り，身体中のあらゆる組織に運ばれます．そして，薬の成分が目的とする体の部位に届くと，その

**1 薬（医薬品）の基礎知識**

効果が発揮されます．なお，薬の成分は主に血液によって体の中を巡っている間に代謝されたり，尿や便と一緒に体外へ排出されます．

薬が体内に吸収され，全身の血流に乗る前に肝臓で代謝・解毒されることを「初回通過効果」といいます．内服薬の場合，薬の成分はほとんど小腸などの消化管から吸収されるので，初回通過効果を受けることになります．薬によっては，肝臓の酵素で大半が代謝されてしまい薬効が期待できないことがありますが，この場合，初回通過効果を受けにくい皮膚，鼻腔，直腸などを経由する外用製剤（外用薬）か，直接血管，組織へ薬効成分を注入する注射製剤（注射薬）が選択されます．

このように，吸収から排泄までに消化管が関わる経口内服薬は，食事の影響を大きく受けるため，食事を基準とした服薬時間が設定されることが多くなります．起床時，食前，食間時の服薬は，胃内にほとんど食物がないため，食物との相互作用を避けることができます．また，空腹時に服薬された薬は，速やかに小腸へ到達し吸収されます．食直前服薬は，食事による血糖値の変動をコントロールしやすいタイミングであるため，糖尿病治療薬などに適用されます．食直後の服薬は，食事により胆汁分泌が促進されているため，脂溶性薬物の吸収効率が上がります．食後の服薬の場合は，胃内に食物がある影響で薬がゆっくり吸収されます．また食後は，食物により胃酸分泌が促進される一方で，食物による胃酸の中和・希釈が起こり，一時的に胃内 pH が上昇しています．このタイミングでの服薬は，薬が直接胃粘膜に接触することを防ぎ，胃への刺激を和らげます．これらの理由から，主に胃腸障害などを引き起こす可能性のある薬は，食後服薬が推奨されます．日常活動時に都合が悪い副作用（眠気，めまいなど）が生じる危険性が高い薬の場合は，就寝前の服薬が推奨されます（第 I 章の 3「4　服薬方法の工夫と時間」参照）．

内服薬の剤形は表 2 に示したように多岐にわたります．全て経口投与される製剤ですが，それぞれの剤形には明確な特性の違いがあるため，長所，短所などを把握し，使い分けることが重要です．

第Ⅰ章　薬剤業務の基礎

表2　内服薬の剤形一覧

| 剤形 | | 特徴 |
|---|---|---|
| 錠剤 | 素錠 | コーティングされていない単純な錠剤形状の薬．有効成分に結合剤などの添加剤を加えて均質化し，圧縮または型に流し込み成形したもの． |
| | フィルムコーティング錠 | 素錠に薬剤を保護する薄いフィルムでコーティングした錠剤． |
| | 糖衣錠 | 素錠の表面を糖衣でコーティングし，味やにおいを改善した錠剤． |
| | 多層錠 | 組成の異なる粉粒体を，層状に積み重ねて圧縮成形した錠剤． |
| | 有核錠 | 内核となる錠剤を，組成の異なる外層で覆った錠剤． |
| | 口腔内崩壊錠 | 口腔内で迅速に崩壊する錠剤．水なしで服薬できるので，高齢者や嚥下障害のある患者さんに適している． |
| | チュアブル錠 | 噛みくだいて服薬する錠剤． |
| | 発泡錠 | 水中で急速に発泡しながら溶解する錠剤． |
| | 分散錠 | 水に分散して服薬する錠剤． |
| | 溶解錠 | 水に溶解して服薬する錠剤． |
| カプセル剤 | 硬カプセル剤 | 主に粉末や顆粒の薬剤を含む硬質のカプセル． |
| | 軟カプセル剤 | 主に液体の薬剤を含む柔軟なカプセル． |
| 顆粒剤・細粒剤・微粒剤 | | 粒状に加工された薬で，粒の大きさによって呼び方が異なる． |
| | 発泡顆粒剤 | 水中で急速に発泡しながら溶解する顆粒剤であり，炭酸塩・炭酸水素塩などが用いられる． |
| 散剤 | | 粉末状の薬．粉薬ともいう．微粒剤，細粒剤も含め2散剤と呼ばれることもある．そのまま服薬するか，直前に水に溶かして服薬する． |
| 液剤 | | 液状または流動性のある粘稠なゲル状の製剤の総称．通常，気密容器に保管する． |
| | エリキシル剤 | エタノールを含む甘味・芳香のある液剤． |
| | 懸濁剤 | 有効成分が均質に懸濁した液剤．液体中に微細な粒子が分散している状態．薬効成分が水に溶けない場合に適用される． |
| | 乳剤 | 有効成分が均質に乳化した液剤．水に溶けにくい薬効成分を，界面活性のある乳化剤を加え安定化したもの． |
| | リモナーデ剤 | 甘味及び酸味のある澄明な液剤．クエン酸，乳酸，塩酸などを加えることが多い． |
| シロップ剤 | | 糖類または甘味剤を含む粘稠性の液剤． |
| | シロップ用剤（ドライシロップ） | 水を加えてシロップにする粉末状の薬． |
| 半固形剤（ゼリー剤） | | ゼリー状の薬．流動性のない成形されたゲル状の製剤． |
| 経口フィルム剤 | | 経口投与するフィルム状の製剤．通常，水溶性高分子などを基剤としてフィルム状に加工する． |
| | 口腔内崩壊フィルム剤 | 口腔内で速やかに崩壊するよう設計されたフィルム状の製剤． |

## 1 薬（医薬品）の基礎知識

### 1） 錠剤

　内服薬のなかでも錠剤は，最も一般的な剤形であり，持ち運びしやすく，外見から何の薬か判別しやすい，計量しやすいなどの特徴があります．また，錠剤はカプセル剤などと比較して成分の含有量が一定であり，温度や湿度変化などに対しても安定であるため，長い保管期間が設定されます．一方で，散剤などと異なり微量な服薬量の調節ができない，乳幼児や高齢者，薬を飲み込むことが難しい患者さんには服薬しにくい場合があることや，複数の医薬品を服薬する場合には，飲み込む量が多くなってしまうなどの欠点もあります．

　錠剤にはさまざまな服薬方法・放出特性・形態をもった剤形が流通しており，例えば，有効成分の放出の仕組みを製剤設計により調節した製剤は，放出制御型製剤と呼ばれ，成分が徐々に溶け出すように設計された徐放性製剤や，胃で分解されず，主に小腸で溶けて吸収されるよう設計された腸溶性製剤があります（表3）．

表3　錠剤の服薬方法・形態・放出性による分類

| | 特徴 | 例 |
|---|---|---|
| 服薬方法 | ・水が不要<br>・噛み砕く<br>・自然に崩壊する<br>など | 口腔内崩壊錠<br>チュアブル錠<br>発泡錠<br>分散錠<br>溶解錠 |
| 形態 | ・糖でコーティングされている<br>・高分子でコーティングされている<br>・層状に圧縮されている<br>など | 素錠<br>糖衣錠<br>フィルムコーティング錠<br>多層錠<br>有核錠 |
| 放出性 | 服薬してすぐ溶解するか，徐々に溶解するか | 即放性製剤（製剤からの有効成分の放出性を特に調節していない製剤） |
| | 胃で溶解するか，腸で溶解するか | 放出調節型製剤（固有の製剤設計により放出特性を目的に合わせて調節した製剤）<br>・徐放性製剤：製剤からの有効成分の放出速度，放出時間，放出部位を調節した製剤<br>・腸溶性製剤：胃では溶けず，腸で溶けるように設計された製剤（有効成分の胃内での分解を防ぐ） |

### 2） カプセル剤

　カプセル剤は，植物由来のカプセルに薬物を封じ込めたものや，ゼラチンなどの被膜で薬物を包んだものがあり，服薬時に味や臭いを感じにくく，一般的に服薬しやすいとされます．液状や粉末状の薬物をカプセルに封入することで，計量のしやすさ，カプセルへの印字や色・形状からの判別のしやすさなど，扱いやすさが向上します．カプセルの材質から硬カプセル剤，軟カプセル剤の2種に分類され，一般的に，固形の薬物を入れるときは硬カプセル，液体の薬物を入れるときは軟カプセルが用いられます．カプセルの材料により，薬物が体内に溶け出すまでの時間を調節することも可能です．胃酸による薬物の分解を避けるために，カプセルが腸で溶けるよう設計した腸溶性カプセルなどもあります．

第Ⅰ章 薬剤業務の基礎

### 3) 顆粒剤・散剤

顆粒剤・散剤は，経口投与する粒状，粉末状の製剤を指します．製造過程に造粒工程がある場合は顆粒剤（粒状）あるいは細粒剤（粒の大きさが小さい），ない場合は散剤（粉末状）となります．これらは水に溶かすか，そのまま口に入れて服薬することができ，保存性や携帯性に優れています．錠剤やカプセル剤と比べて投与量を細かく調節できることも利点です．顆粒剤は，コーティングによって苦みや臭いを抑えることで，子供や高齢者にも服薬しやすくできます．

### 4) 液剤・半固形剤

液剤・半固形剤は，消化管内での崩壊・溶解の過程を必要としないので，速やかな吸収が期待でき，すばやい効果が求められる場合や，小児・高齢者のように錠剤などの固形薬を飲み込むことが困難な場合に適しています．また，添加物により味の調整が可能なため，服薬のしやすさを向上させることや，液体なので患者さんに合わせて用量を微調整することもできます．一方，液体であるがゆえに，開封後は微生物等に汚染されやすく，長期保存には向いていません．なお，薬効成分が比較的分解されやすいので，用時調製が必要になる場合があります．

---

**column**　　　　　　　　「服薬」と「内服」の語源

服薬は，病気の原因と考えられた悪霊が身体に入り込まないよう，薬物を身につけたり，衣服に縫い込んだりしたことから起こった言葉です．一方，「内服」は，「内に服する」という意味で，体内にひそむ病魔を追い出す効果を期待しています．いずれも「薬」という衣で病気から体を守ることといえるでしょう．

---

### ❷ 外用薬

外用薬は，全身の組織各部位の皮膚表面や粘膜に直接適用される薬剤であり，軟膏剤，湿布剤，坐剤，点眼薬，点鼻薬，吸入剤などさまざまな剤形があります（表4）．坐剤や吸入剤は体の中に入れますが，薬の成分が粘膜から吸収されるため，外用薬に分類されます．

## 1 薬（医薬品）の基礎知識

表4　外用薬の剤形一覧

| 剤形 | | 特徴 |
|---|---|---|
| 口腔用錠剤 | トローチ剤 | 口腔内でゆっくり溶かして服薬する固形の薬. 口腔, 咽頭などに適用する. |
| | 舌下錠 | 舌の下で溶けるように設計された錠剤. 口腔粘膜から吸収させる. |
| | バッカル錠 | 臼歯と頬の間で徐々に溶解させ, 口腔粘膜から吸収させる. |
| | 付着錠 | 口内炎などの口腔内の患部に直接貼り付ける製剤. |
| | ガム剤 | 咀嚼により有効成分が放出されるガム状の製剤. |
| 口腔用液剤 | 含嗽剤 | 口をすすいだり, 喉をうがいすることで口腔・咽頭に適用する液剤. |
| 口腔用スプレー剤 | | 有効成分を霧状, 粉末状, 泡沫状などにして噴霧する製剤. 主に薬効成分は, 圧縮ガスなどと共にスプレー用ポンプに充填される. |
| 口腔用半固形剤 | | 口腔粘膜に適用するゲルや軟膏, クリーム状の製剤. |
| 吸入剤 | 吸入粉末剤 | 有効成分を固体粒子のエアゾールとして吸入する製剤. |
| | 吸入液剤 | 主にネブライザーにより液状の薬効成分を霧状に噴出させて吸入する製剤. |
| | 吸入エアゾール剤 | 液状の薬効成分を圧縮ガスなどと共にスプレー管に充填し, 圧力によりエアゾールとして噴出させて吸入する製剤. |
| 点眼剤 | | 目に滴下して用いる液体, または用時溶解して用いる固形の無菌製剤. |
| 眼軟膏剤 | | 眼組織に適用する軟膏剤. |
| 点耳剤 | | 外耳や中耳に投与する液体または半固形の製剤. |
| 点鼻剤 | 点鼻粉末剤 | 鼻腔内に投与する微粉状の点鼻剤. |
| | 点鼻液剤 | スプレーポンプなどの適切な器具により鼻腔内に噴霧する製剤. |
| 坐剤 | | 肛門から挿入し, 直腸内に留まり有効成分を放出する固形の製剤. |
| 直腸用半固形剤 | | 肛門周囲または肛門内に適用するクリーム剤やゲル剤, 軟膏剤. |
| 注腸剤 | | 肛門から直腸に注入する液状または粘稠なゲル状の薬剤. |
| 膣錠 | | 膣に挿入し, 膣内に留まり有効成分を放出する錠剤. |
| 膣用坐剤 | | 膣に挿入する坐剤. |
| 外用固形剤 | | 皮膚（または爪）に塗布する固形の製剤. |
| | 外用散剤 | 皮膚に塗布する粉末状の外用固形剤. |
| 外用液剤 | | 皮膚に塗布する液状の製剤. |
| | リニメント剤 | 皮膚にすり込んで用いる液状または泥状の製剤. |
| | ローション剤 | 有効成分を水性の液に溶解（分散）させた皮膚に塗布する液剤. |
| スプレー剤（外用） | | 有効成分を霧状・粉末状・泡沫状・ペースト状などにして皮膚に噴霧する製剤. |
| | 外用エアゾール剤 | 有効成分を圧縮ガスとともに充填し噴霧するスプレー剤. |
| | ポンプスプレー剤 | ポンプにより容器内の有効成分を噴霧するスプレー剤. |
| 軟膏剤 | | 有効成分を基剤に溶解または分散させた半固形の皮膚に塗布する製剤. 基剤の性質により, 油脂性軟膏剤と水溶性軟膏剤に分けられる. |
| クリーム剤 | | 薬効成分を基剤に乳化した半固形の製剤. 油中水型に乳化した親油性のものを油性クリーム剤と称する. |
| ゲル剤 | | 薬効成分を含む液体をゲル化剤によりゼリー状にした製剤. 水溶性の薬効成分を含む液体をゲル化剤によりゲル化したものを水性ゲル剤, グリコール類, 高級アルコールなどの油性基剤と混和したものを油性ゲル剤と称する. |
| 貼付剤 | | 皮膚に貼り付ける製剤. |
| | テープ剤 | ほとんど水を含まない基剤を用いる貼付剤. プラスター剤, 硬膏剤を含む. |
| | パップ剤 | 水を含む基剤を用いる貼付剤. |

# 第Ⅰ章　薬剤業務の基礎

## 1）皮膚などに適用する製剤

皮膚などに適用する製剤（経皮吸収製剤）は，剤形から「塗布する製剤」，「貼り付ける製剤（貼付剤）」，「噴霧する製剤」に分類されます．具体的には軟膏，クリーム，ローション，ゲル，スプレー，パッチなどがあり，それぞれの基剤の性質によって浸透性，保湿性，適用感が異なります．

軟膏は油性が高く保湿性に優れ，乾燥または慢性的な皮膚疾患に適用されます．クリームは水分を多く含み，軟膏よりもさっぱりとしているので，急性期の炎症や湿疹に用いられます．ローションやゲルはさらに水分が多く，広範囲にわたる皮膚疾患や油分の少ない皮膚及び頭皮に適しています．スプレーは使用が容易で，痛みを伴う場所や広範囲への適用に便利です．パッチは長時間にわたって薬の成分を一定速度で放出するので，持続的な効果を期待できます．これらは皮膚を通して局所作用させること，または全身作用させることを目的としています．

皮膚に適用された薬物は皮膚を透過し，真皮の毛細血管から血液循環系に入り全身作用を発揮します．これらの薬物は初回通過効果を受けませんが，皮膚からの吸収に時間がかかるため，速効性は期待できません．皮膚における薬物の吸収率は適用する部位によって異なり，一般的に角質層が厚いほど吸収率が低くなります．小児は成人と比べて角質層が薄いため吸収率が高く，高齢者は逆に吸収率が低くなります．皮膚などに適用する外用薬は投与が簡便であり，塗布・貼付・噴霧など豊富な剤形が存在するので，患者さんの状態によって使い分けることができる便利な剤形です．

> **column　フィンガーチップユニット（finger tip unit：FTU）**
>
> 軟膏やクリームは，1回にどのくらい塗ったら良いのでしょうか？分量の目安として，FTUという単位が使われています．大人の場合，人差し指の先から第一関節まで薬を乗せた量が1 FTUとされており，チューブの大きさにもよりますが，だいたい0.5 gに相当します．1 FTUで大人の手のひら約2枚分の面積を塗るのに適した分量とされています．また，ローションタイプでは1円玉大の量が1 FTUとされています．FTUは本来，ステロイド外用薬を塗布する際の目安であり，塗る量に別の決まりや目安がある薬もありますので注意してください．
>
>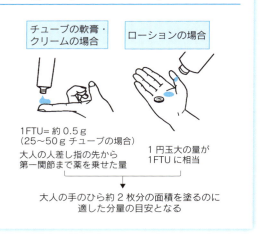

## 2）口腔内に適用する製剤

口腔内に適用する製剤には，全身作用を期待するものと局所作用を期待するものとがあります．口腔内投与により，薬は口腔粘膜から吸収されて血液循環系に入り，速やかに全身作用を示します．これらの製剤の吸収には消化管を経由しないため，初回通過効果を受けません．全身作用を期待する薬剤としては，狭心症発作治療薬や禁煙補助薬などが知られています．一方，口腔粘膜やその周辺部位（咽頭など）の局所作用を期待する製剤（うがい薬や口内炎治療薬）

**1 薬（医薬品）の基礎知識**

もあります.

　口腔内に適用する外用薬は，飲み込むタイプの内服薬と違い，嚥下困難な患者さんや消化管吸収が難しい患者さんにも使用できます．ただし，誤って飲み込んでしまった場合，作用が現れない可能性や，予期せぬ副作用が出現する可能性があるので注意が必要です.

### 3）　気管支・肺に適用する製剤

　気管支・肺に適用する製剤は吸入剤とも呼ばれ，その薬物の形態から吸入粉末剤，吸入液剤，吸入エアゾール剤に分類されます．吸入剤は，粉末または液状の薬物を呼吸器内に噴霧し，気管支や肺に薬物を送達することを目的としています．吸入剤も全身作用を期待するものと局所作用を期待するものがあります．薬物が吸入されると肺胞から血液循環系に入り，全身作用を示します．これらも消化管を経由しないため，初回通過効果を受けません．肺胞は表面積が広く上皮細胞層が非常に薄いので，吸入剤は薬物の吸収効率が良い剤形といえます．全身作用を期待する吸入剤としては笑気などの吸入麻酔薬があり，局所作用を期待する薬物としては気管支喘息・慢性閉塞性肺疾患（COPD）治療薬，去痰薬などがあります.

### 4）　目に適用する製剤

　目に適用する製剤には，点眼剤と眼軟膏剤があります．結膜嚢などの眼組織に薬剤を留めることで局所的に効果を発揮する無菌製剤であり，液状の製剤が点眼剤，半固形の製剤が眼軟膏剤と呼ばれます．結膜嚢から眼内へ移行するのは投与された薬物のわずか 0.1〜0.5 ％ 程度であるため，全身作用を目的とした点眼剤・眼軟膏剤は存在しません．保湿目的や抗アレルギー薬，抗炎症薬，眼圧低下薬などとして用いられています.

### 5）　耳に適用する製剤

　耳に適用する製剤は点耳剤と呼ばれ，耳道内に薬剤を注入し，外耳または中耳に薬物を局所作用させます．液状のものや用時溶解・懸濁して用いる固形の製剤があります．外耳炎，中耳炎への治療目的として，副腎皮質ステロイド，抗菌薬が用いられています.

### 6）　鼻に適用する製剤

　鼻に適用する製剤は点鼻薬と呼ばれ，鼻腔または鼻粘膜に投与します．点鼻薬の大部分は，鼻のアレルギー症状を改善させる薬や，かぜなどによる鼻詰まりを寛解する薬など，局所作用を期待しています．一方，鼻粘膜から吸収された薬は周辺の毛細血管に入り全身に運ばれて作用を示すので，初回通過効果を受けません．鼻粘膜は，分子量 1,000 程度の比較的大きな水溶性分子を通過させるので，ペプチド性ホルモン薬など分子量の大きい薬の全身作用を期待した投与経路として選択されています.

### 7）　直腸に適用する製剤

　直腸に適用する製剤としては，肛門から直腸に固形の薬剤を挿入する坐剤や，肛門部にクリームや軟膏などを塗布する直腸用半固形剤，肛門から直腸へ液状やゲル状の薬を注入する注腸剤があります．直腸を通して全身作用させること，または肛門やその周辺で局所作用させることを目的としています．全身作用を目的とした製剤には，小児用解熱薬や非ステロイド性解熱・鎮痛・消炎薬などがあり，局所作用を目的とした製剤には浣腸剤，下剤，痔治療薬があります.

　坐剤は，薬を飲み込む必要がないため，内服が困難な乳幼児にも使用できます．また，直腸から吸収された薬物は消化管を経由せずに血中へ移行し全身へ運ばれるので，食事の影響・初回通過効果を受けず，胃腸障害などの副作用を軽減させます．ただし，薬の挿入時に不快感が

33

第Ⅰ章　薬剤業務の基礎

あること，投与に若干の慣れを必要とすることが短所です．なお，薬物が吸収されるまで排便を我慢しなければならないため，下痢の患者さんには適用できません．

### 8）　膣に適用する製剤

膣に適用する製剤としては，膣錠と膣用坐剤があります．膣内に薬剤を挿入して留めることで，局所的に効果を発揮することを目的としています．膣炎治療薬や黄体ホルモン製剤，子宮収縮薬などがあります．

このように外用薬は，各組織の皮膚や粘膜に直接適用する薬剤ですが，その効果が適用する時間帯によって変わる場合があるので，疾患と薬効成分との関係性を個別に理解して指導する必要があります．例えば，皮膚の新陳代謝は夜間に活発になることが知られており，夜間の使用が推奨される場合があります．また，一部の外用薬には紫外線との相互作用があり，日中の活動時における刺激感や不快感を避けるために，夜間に使用することが推奨される薬剤も存在します．これらに加え，就寝前の使用により，薬剤が衣服にこすれることなくしっかりと肌に浸透する時間を確保できるというメリットもあります．なお，日焼け止めのように，外出前に使用する必要がある外用薬もあります．

### ❸　注射薬

注射薬は，血管内や皮下，筋肉内など，組織に直接薬物を注入する製剤です．製剤形態には，溶液，懸濁液，乳濁液，固形（用時溶解・懸濁）があります．投与方法は，皮内注射，皮下注射，筋肉内注射，静脈内注射，動脈内注射，関節内注射，脊髄腔内注射があります．

注射薬の投与時間はその種類に応じて決まります．短時間で作用が始まり持続時間が短い薬剤は，食前や運動前など，特定の時間に合わせて投与されます．持続的に作用する薬剤は，1日1回またはそれ以下の頻度で投与されることが多く，特に時間を指定されることは稀です．一方，糖尿病患者がインスリンを使用する場合や抗凝固薬を使用する場合など，特定の医療条件や病状に応じて薬剤の投与時間が特に重要となることがあります．これらの状況では，病状の管理と薬剤の効果を最大化するために，厳密な時間管理が求められます．また，注射薬の保管条件（冷蔵・冷凍保管など）や，使用前の準備（混和が必要かどうかなど）も，投与時間の計画に影響を与えます．例えば，新型コロナワクチンの場合，冷凍保存（-80℃）が必須で，接種にあたっては解凍後2時間以内に希釈し，希釈後6時間以内に投与しなければならないものがあります．

注射薬は全身作用を目的としたものがほとんどですが，一部局所作用を目的として，局所麻酔，ヒアルロン酸注射などがあります．注射薬は，血液循環系あるいはそれに近い部位に直接薬物を注入するので，速効性であり，初回通過効果を回避できます．このことから，高分子薬物，ペプチド製剤など，他の経路では吸収率が低い薬剤に適用されることが多い剤形となっています．薬を輸液と混合して投与することもできるので，嚥下困難な患者，意識がない患者など，経口摂取が不可能な患者さんにも投与可能な製剤です．一方，投与時に痛みを感じることが多く，恐怖感を抱く患者さんが一定数存在するので注意が必要です．自己注射剤（インスリン・抗アレルギー剤など）を除き，医師・看護師のみ投与が許可されているため，投与時は通院する必要があることと，針を直接体内に刺入するので，感染の危険性が他の製剤に比べて高いことがデメリットとなります．

## 1 薬（医薬品）の基礎知識

表5　注射薬の剤形一覧

| 剤形 | | 特徴 |
|---|---|---|
| 注射剤 | | 皮下，筋肉内または血管などの体内組織・器官に直接投与する製剤. |
| | 輸液剤 | 点滴用の注射剤. 体内の水分や電解質のバランスを維持，または調整するために使用される. |
| | 埋め込み注射剤 | 一定期間にわたって薬物を放出することで，持続的な治療効果を提供する. 皮下，筋肉内などに埋め込み用の器具を用いて，または手術により適用する固形またはゲル状の注射剤. |
| | 持続性注射剤 | 長時間にわたって薬効が持続するように設計された注射剤. |
| | リポソーム注射剤 | 有効成分の安定性向上や標的部位への送達，放出制御などを目的として，リポソームに有効成分を封入した製剤. |
| 透析用剤 | 腹膜透析用剤 | 腹膜透析に使用される薬剤. |
| | 血液透析用剤 | 血液透析に使用される薬剤. |

### column　剤形と効き方

　薬は投与される経路によって，血中濃度の変化（薬の効きの強さ）と持続時間（薬が効いている時間）の長さが違います．血中濃度の変化（薬の効きの強さ）は，静脈内注射，直腸（坐剤），点滴静注，筋肉内注射，経口，経皮の順になります．一方，持続時間（薬が効いている時間）の長さは，点滴静注（常に一定），経皮，経口，筋肉内注射，直腸（坐剤），静脈内注射の順になります．

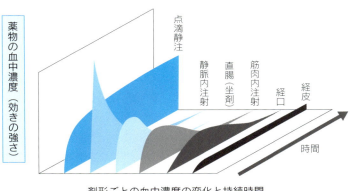

剤形ごとの血中濃度の変化と持続時間

### 参考文献

- 厚生労働省：「第18改正日本薬局方」（令和3年6月7日厚生労働省告示第220号）．
- 独立行政法人医薬品医療機器総合機構ホームページ：https://www.pmda.go.jp/
- 厚生労働省ホームページ：https://www.mhlw.go.jp/index.html
- 医療情報科学研究所　編：「薬がみえる vol.4」，メディックメディア（東京），2020．

第Ⅰ章　薬剤業務の基礎

## 9 効能・効果（適応症）と有害反応（副作用）

### ❶ 概論
#### 1）効能・効果（適応症）
　厚生労働省は承認申請された医薬品に対して，製薬企業などの申請側が提示した治験のデータを審査し，その医薬品をどの疾患の治療に使って良いかといった「治療用途」を限定して許可を与えます（第Ⅰ章の1「1　新しい薬ができるまで」参照）．この許可された疾患（群）を「適応症」といい，すなわち，薬の有効成分の作用（主作用）により，人において症状の予防や改善などが認められた疾患や症状を指します．医薬品の添付文書の「効能・効果（適応）」の項目には，当該医薬品の有効性が確かめられた疾患が，適応症（具体的な病名や症状）として医学的専門用語により記載されています．一方，消費者（患者さん）が自ら薬局で買い求めるOTC医薬品は，誰にでもわかりやすいように，患者さんが自覚する症状が効能・効果（適応症）として記載されています．
　一般に，製薬企業は適応症として許可された用途以外に，当該医薬品が有効であることを広告・記述することが法律で禁じられています．しかし，実臨床の現場では，適応症の項目に記載されていない疾患（医薬品の適応症として承認されていない疾患や症状）に対して，当該医薬品が使用される場合があり，これを「適応外使用」といいます．また，既承認医薬品において適応症を新たに取得するためには，その適応症を目的とした治験を追加で実施し，対象となる疾患治療における薬剤の有効性・安全性を確認する必要があります．

#### 2）有害反応（副作用）
　有害事象とは，医薬品の服用後に起きたあらゆる健康上の問題のことを指します．すなわち，医薬品との因果関係が明らかなものだけでなく，関係が確立していないもの，未知・不明なものも広く含まれます．有害事象のうち，医薬品との因果関係を否定できないものが「副作用」として定義され，臨床的には目的とした主作用以外のものであり，「好ましくない薬の作用」あるいは「有害反応」という意味に用いられます（図1）．ワクチンの場合には「副反応」という言葉が用いられることもあります．また，医薬品の有害反応（副作用）も効能・効果（適応症）と同様に医薬品の添付文書に記載されています．

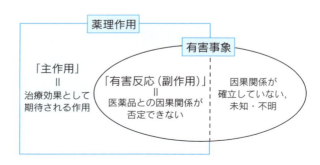

図1　主作用，有害反応，有害事象の位置付け

# 1 薬（医薬品）の基礎知識

　生体に何らかの薬理作用を示す薬物は，受容体などの標的分子への選択性がそれほど高くない場合も多く，こうした薬物特性が副作用発現の一因となります．つまり，医薬品の有効性（主作用）と安全性（副作用）は，両刃の剣のような関係にあるといえます．また，「好ましくない薬の作用」は，患者さんの状態や環境によって決まる点についても留意する必要があります．例えば，感冒薬や抗アレルギー薬に含有される抗ヒスタミン薬は服用後に眠気を引き起こし，これは自動車の運転や集中力を要する仕事を行う人などにとっては「好ましくない薬の作用」といえますが，熟睡を必要とする人（患者さん）にとっては「好ましい薬の作用」といえます．

## ❷ 副作用の分類

　医薬品の副作用は，主作用との関連性，薬力学的観点，薬物血中濃度，投与量，標的臓器か否かなどの原因から分類されます．それぞれのニュアンスは少しずつ異なりますが，本項では薬効に関連する副作用とアレルギー反応に大別して概説します．

### 1） 薬効に関連する副作用

①　主作用に関連して標的臓器で発症する副作用

　一般的に，薬物の用量（投与量）と薬効は相関し，投与量が高いほど効果は強く発現しますが，その分，副作用の発現リスクも高くなります．薬物の用量を対数で横軸に表し，薬効を縦軸に表すと，その関係性はS字曲線で示され，これを用量−反応曲線といいます（図2）．用量−反応曲線中，治療効果が確認できる最小投与量と顕著な副作用が発現する最小投与量の間の領域を「治療域」といいます．すなわち，この治療域が広いほど，その薬物は使いやすいということができます．

　治療域を超過して薬物を使用する場合，副作用（過剰な作用）の発現リスクが増加します．例えば，ブロモクリプチンなどのパーキンソン病治療薬による脳内ドパミン受容体の刺激に起因した幻覚や，インスリンなどの糖尿病治療薬による過度な低血糖，ジギタリス製剤による不整脈などが挙げられます．また，薬物の過量投与だけでなく，体内での薬物の吸収，分布，代謝，排泄といった薬物動態的な要因の変化により作用部位での薬物の局所濃度が過度に高まった場合や，生体内の薬物に対する感受性が異常に高まった場合にも同様に副作用の発現リスクは増加します．

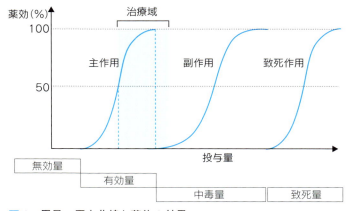

図2　用量−反応曲線と薬物の効果

第Ⅰ章　薬剤業務の基礎

② 標的以外の組織や器官への作用により発現する副作用

　全身投与される薬物が，標的臓器（病巣）以外に分布・集積して生体に何らかの作用を示す場合，これらは「好ましくない副作用」とみなされます．標的臓器以外で発現する副作用には，薬理作用に起因するものと，そうでないものがあります．例えば，前者は非ステロイド性抗炎症薬（NSAIDs）によるシクロオキシゲナーゼ-1 の阻害作用に起因した消化管障害や，抗高血圧薬プロプラノロールの $\beta$ 受容体遮断作用による喘息の悪化などが該当し，後者では抗不整脈薬アミオダロンによる間質性肺炎や肺線維症が挙げられます．アミオダロンによる肺障害の発症機序には不明な点が多いのですが，当該薬物による肺胞上皮細胞に対する直接的な障害作用が関わっていると考えられています[1]．

　また，タキサン系あるいは白金系抗がん剤なども多くの副作用を引き起こすことが知られています．これら抗がん剤による骨髄抑制，皮膚障害，口内炎，下痢，脱毛などの副作用はそれぞれの臓器・器官における細胞増殖の抑制が原因であり，いわば抗がん剤としての主作用の延長線上にある副作用といえます．一方，抗がん剤による悪心・嘔吐あるいは手足の感覚障害（痛み，痺れ）は，延髄あるいは末梢知覚神経への非特異的作用が原因であり，抗がん作用に関連しない副作用と考えられます．

　これらの標的以外の組織や器官における副作用は，主作用の発現に先行して，あるいは主作用が得られる投与量以下で発現する場合があることに留意する必要があります．例えば，抗がん剤の副作用である悪心・嘔吐は，顕著な抗がん作用が認められるよりも早く副作用が出現することがあり，急性の場合は投与後数時間～数日以内，遅発性の場合は投与後数週間以内で出現します．また，オピオイド鎮痛薬モルヒネの副作用である便秘あるいは悪心・嘔吐は，鎮痛効果が得られる薬物投与量のそれぞれ 1/50 あるいは 1/10 量から出現することが知られています[2]．

## 2）アレルギー反応（過敏反応）

　免疫反応は，本来，細菌やウイルスなどに感染した時，人体を防御するために生じる反応ですが，免疫機構が過敏に働いて好ましくない症状が引き起こされることがあり，これをアレルギー反応といいます．通常の免疫反応の場合，炎症やそれに伴って発生する痛み，発熱等は，人体にとって有害なものを体内から排除するための必要な過程なのですが，アレルギーにおいては組織に過剰な刺激を与える場合も多く，引き起こされた炎症自体が不必要な苦痛を与えることになります．

　医薬品に対するアレルギーは，主に投与された薬物に対する生体の異常応答に起因した有害な反応を指します．これは医薬品の薬理作用等とは関係なく起こり得るものであり，内服薬だけでなく外用薬等でも引き起こされることがあります．また，医薬品の有効成分だけでなく，基本的に薬理作用がない添加物もアレルギーを引き起こす原因物質（アレルゲン）になることがあります．医薬品によるアレルギー反応は，必ずしも投与量に依存せず，極めて少量でも発症し，さらに症状が全身性に出現する場合があることから，中毒量や症状，好発時期を推測することが難しいといえます．

　一般的に，生体内でアレルゲンとなるのはタンパク質やペプチドなどの高分子であり，これらを含有する製剤はアレルギー反応を引き起こすリスクがあります．その一方で，低分子化合物は体内で直接あるいは代謝を受けて生体成分である高分子キャリアタンパク質と結合して，

**1 薬（医薬品）の基礎知識**

抗原性を示す場合があります．また，薬物によっては免疫学的なメカニズムに依存せず，それ自体で直接的に免疫細胞から炎症に関わる化学物質の遊離を促して，アレルギー様反応を惹起する場合があり，これらは偽性アレルギー反応と呼ばれています．

**参考文献**
1) 伊藤善規，千堂年昭，大石了三：「薬剤性肺障害」，日薬理誌，**127**，425-432，2006.
2) 鈴木勉，尾崎雅彦，鈴木雅美，矢島義識，成田年：「オピオイド鎮痛薬の適正使用－オピオイド鎮痛薬の有効性と限界－」，Inflammation and Regeneration，**26**，96-100，2006.

## 🔟 薬の使用説明書（電子添付文書）とその見方

### ❶ 医薬品情報と医薬品添付文書

医薬品に関する情報は，テレビやインターネットなど，昨今では日常に溢れています．しかし残念ながら，それらのすべてが正しいとは限りません．医療従事者は，信頼できる確実な情報に基づいて，患者さんに適切な治療を提供しなければなりません．

「医薬品添付文書」（以下，添付文書）は，国の定める法律に則って作成される「薬の説明書」です．薬機法に基づき，医薬品の適用を受ける患者さんの安全を確保し，適正使用を図るために，医師，歯科医師，薬剤師等の医薬関係者に対して必要な情報を提供する目的で当該医薬品の製造販売業者が作成します[1),2)]．すなわち，添付文書とは医薬品の適正使用を図る上で最も基本的かつ重要な公的文書であり，医療従事者がアクセスする医薬品の情報源として必須の存在です．

### ❷ 添付文書の電子化

添付文書は長らく，紙に印刷されて医薬品の箱に同梱されていました．しかし，薬機法の改正に伴い，2021年8月以降はインターネット上で最新の添付文書にアクセスし，電子的に閲覧できるようにすることが義務付けられました．紙媒体の添付文書は，2023年7月をもって廃止されています．

余談ですが，添付文書が電子化され医薬品に付属しない以上，「医薬品に添付されている文書」という意味での「添付文書」という言葉が実態に沿わなくなってしまいました．そこで，厚生労働省はこれに代わる「電子添文（e添文）」という言葉を作りました．本項でも，文脈に応じて「添付文書」と同じ意味で「電子添文」という言葉を使用する場合があります．ただ，世の中の「添付文書」が「電子添文」に完全に置き換わるまでには，相当な時間がかかると思います．

### ❸ 正しい電子添文の調べ方

電子媒体での閲覧を前提とする電子添文は，ウェブやアプリケーション（アプリ）で調べる必要があります．しかし，検索してヒットした電子添文であればなんでも良いかというと，決してそうではありません．添付文書は最新の科学的知見に基づいて内容が定期的に見直され，必要に応じて改訂がなされます．つまり，「閲覧している添付文書が最新のものであるか」と

## 第Ⅰ章 薬剤業務の基礎

いうことに注意する必要があります．医療の根幹を支える科学の世界は日進月歩です．単に調べただけでは，古い添付文書を参照してしまい，患者さんに誤った情報を伝えたり医療過誤につながったりする危険があります．添付文書が電子化された背景には，常に最新の医薬品情報を確認できるようにするという目的があるのです．

では，どのように調べれば良いのでしょう？以下に，信頼できる検索ツールを2つ紹介します．

### 1) 医薬品医療機器総合機構（PMDA）ホームページ

PMDAとは，医薬品の承認審査などの業務に携わっている独立行政法人です．ホームページ上に設けられている「添付文書等情報検索ページ（医療用医薬品）」から，医薬品の名前を入力して検索することができます（図1）．

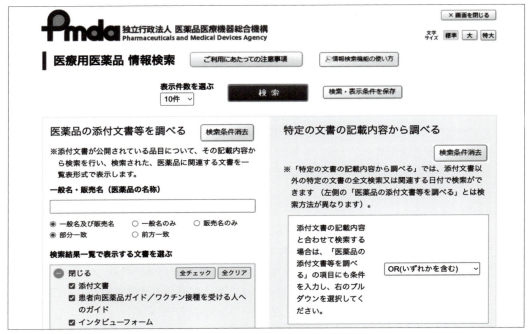

図1 PMDA 添付文書等情報検索ページ（医療用医薬品）
https://www.pmda.go.jp/PmdaSearch/iyakuSearch/

### 2) 添付文書閲覧アプリ「添文ナビ」

医薬品の外箱にはバーコード（GS1コード）が記載されており，これをスマートフォンやタブレット端末から読み取ることで添付文書にアクセスできます（図2）．専用のアプリケーションとして「添文ナビ」がリリースされています．①で述べた PMDA ホームページにアクセスするより手軽ですので，最近では専らこの方法がとられているかと思います．調剤室でタブレット端末を片手に調べ物をしている薬剤師がいたら，ちょうど検索の最中かもしれませんね．

1 薬（医薬品）の基礎知識

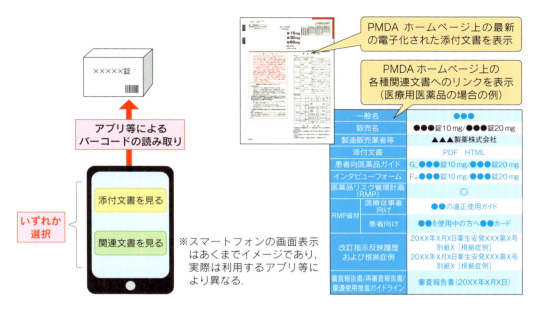

図2 アプリによる電子添文の閲覧方法
https://www.pmda.go.jp/safety/info-services/0003.html

### ❹ 添付文書を業務に活かすには

添付文書に記載するべき内容は，薬機法や厚生労働省の発出する通知に基づき定められています[1]．では，さまざまな情報が記載されている添付文書から，薬剤師はどのような情報を読み取り，業務に活用しているのでしょうか．

#### 1) 医薬品の適切な使い方

医薬品は使うべき患者さんに適切に使わなければ，期待される薬効を発揮してくれません．「薬の説明書」である添付文書に記載される基本的情報として，医薬品の適切な使い方は欠かせません．

添付文書の「効能・効果（適応）」の項目には，どのような疾患の治療に効果が確認されているか，すなわち医薬品を使う対象の疾患である「適応症」（第Ⅰ章の1「9 効能・効果（適応症）と有害反応（副作用）」参照）が記載されています．原則として，ここに記載された疾患や症状を持つ患者さんに対してのみ，その医薬品を使うことができます．

医薬品の具体的な服用方法については「用法・用量」の項目に記載されています．服用の回数や時間といった「どのように」服用するかの情報を「用法」，1回あたりや1日あたりに「どれくらい」服用するかの情報を「用量」といいます．こちらも原則として，記載された範囲での用法・用量のみでしか適応はできません．なお，同じ医薬品であっても，適応症が異なると用法・用量も異なる場合があります．医師の診断した病名に対し，処方された医薬品の用法・用量は適切であるか，薬剤師は注意して処方内容を監査しています．

#### 2) 医薬品を安全に使う上で最も注意すべき点

「クスリはリスク」という言葉遊びがありますが，これは医薬品が健康上の恩恵だけでなく，副作用などのリスクも伴うことを表したものです．添付文書には何よりもまず，こうしたリス

41

**20XX年XX月改訂（第○版）

| 日本標準商品分類番号 |
|---|
| |

貯法

有効期間

規制区分

処方箋医薬品[注)]

注）注意-医師等の処方箋により使用すること

薬効分類名

名称（和名販売名）

英名販売名

成分名＋製剤

| | ●mg | ▲mg |
|---|---|---|
| 承認番号 | | |
| 販売開始年月 | 20XX年○月 | 20XX年△月 |

特定生物由来製品に関する注意書き

1.　警告

2.　禁忌（次の患者には投与しないこと）

3.　組成・性状

3.1　組成

〈表形式〉

3.2　製剤の性状

〈表形式〉

4.　効能又は効果

5.　効能又は効果に関連する注意

6.　用法及び用量

7.　用法及び用量に関連する注意

8.　重要な基本的注意

9.　特定の背景を有する患者に関する注意

9.1　合併症・既往症等のある患者

9.1.1　●●の患者

9.1.2　▲▲の患者

9.2　腎機能障害患者

9.3　肝機能障害患者

9.4　生殖能を有する者

9.5　妊婦

9.6　授乳婦

9.7　小児等

9.8　高齢者

10.　相互作用

10.1　併用禁忌（併用しないこと）

| 薬剤名等 | 臨床症状・措置方法 | 機序・危険因子 |
|---|---|---|
| | | |
| | | |

10.2　併用注意（併用に注意すること）

| 薬剤名等 | 臨床症状・措置方法 | 機序・危険因子 |
|---|---|---|
| | | |
| | | |

11.　副作用

11.1　重大な副作用

11.1.1　●●

11.2　その他の副作用

| | ○%以上 | 0.1～○%未満 | 0.1%未満 | 頻度不明 |
|---|---|---|---|---|
| | | | | |
| | | | | |

12.　臨床検査結果に及ぼす影響

13.　過量投与

14.　適用上の注意

15.　その他の注意

15.1　臨床使用に基づく情報

15.2　非臨床試験に基づく情報

16.　薬物動態

16.1　血中濃度

16.2　吸収

16.3　分布

16.4　代謝

16.5　排泄

16.6　特定の背景を有する患者

16.7　薬物相互作用

16.8　その他

17.　臨床成績

17.1　有効性及び安全性に関する試験

17.2　製造販売後調査等

17.3　その他

18.　薬効薬理

18.1　作用機序

18.2　●●作用

19.　有効成分に関する理化学的知見

20.　取扱い上の注意

21.　承認条件

22.　包装

23.　主要文献

24.　文献請求先及び問い合わせ先

25.　保険給付上の注意

26.　製造販売業者等

・「警告」の記載がある場合，注意喚起のため添付文書の右肩に赤帯を付す．
・「1.　警告」：赤枠内に項目名を含めて文字も赤色，ゴシック体で記載する．
・「2.　禁忌」：赤枠内に項目名を含めて記載するが，文字は赤色としない．
・「10.1　併用禁忌」：可能な限り表形式等にして分かりやすくする．
また，表形式とした場合は，表の枠は赤枠とするが，文字は赤色としない．
https://medicaleducation.co.jp/back_number/2017_summer01/を元に作成．

図3　添付文書（電子添文）のイメージ[3)]

**1 薬（医薬品）の基礎知識**

クについての情報や，リスクが高くなる患者さんについて記載されており，具体的な項目として「警告」や「禁忌」などが該当します．

　「警告」は，医薬品の適用によって命に関わったり，後遺症が残ってしまったりするような特に危険な副作用が発現する可能性がある場合に記載されます．「警告」欄に記載されている内容は必ず守らなければならず，医薬品の使用にあたって最も強い指示です．仮に守らないことによって患者さんに不利益が生じた場合，それは医療機関の過失となります．また，「警告」の次に強い指示が「禁忌」になります．「禁忌」欄には，原則として薬を適用すべきでない患者さんの条件（症状や疾患，過去の病歴や体質，併用している薬など）が記載されています．

　医薬品を使うことによって患者さんに不利益や害をもたらすことのないよう，これらの安全性に関する情報は赤文字や赤枠などで目立つように記載されています．特に，「警告」の記載がある場合，注意喚起のため添付文書の右肩に赤帯が付されます（図3）．

### 3）　その他の注意事項

　「警告」や「禁忌」以外にも，添付文書ではさまざまな項目に安全性に関する情報が記載されています．おそらく真っ先に思い浮かぶのは副作用ではないかと思いますが，「副作用」の項目には，医薬品の使用に伴って生じる可能性のある症状（副作用）が記載されています．特に注意が必要な副作用は「重大な副作用」として記載されます．

　他にも，薬を使う上で特に注意が必要な患者さんの条件が記載された項目があり，肝臓や腎臓の機能，患者さんの年齢や妊娠の影響などの情報がまとめられています．他の薬や飲食物の併用で薬効や副作用に影響がある場合には，注意すべき組み合わせが記載されている項目もあります．その他，添付文書には薬を開封した後の保管条件（温度や遮光など）や使用期限，使用前に品質を確認するための注意事項（医薬品の変色や容器破損の確認など）も記載されています．医薬品を使用する上でいかに安全性が重んじられているか，添付文書の記載内容から分かってくるのではないかと思います．

#### 参考文献
1）厚生労働省医薬・生活衛生局長：「医療用医薬品の電子化された添付文書の記載要領について」（令和3年6月11日薬生発0611第1号）.
2）厚生労働省医薬・生活衛生局長：「医療情報データベースを利用した調査結果に係る電子化された添付文書への記載要領の改正について」（令和5年2月17日薬生発0217第1号）.
3）厚生労働省医薬・生活衛生局安全対策課長：「医療用医薬品の添付文書等の記載要領の留意事項について」（平成29年6月8日薬生安発0608第1号）.

# 2 処方箋

## 1 処方箋と処方箋の記載事項

### ❶ 処方箋とは

「処方箋」は，医師あるいは歯科医師が患者さんに対して治療上「薬剤」を投与する必要があると判断した場合に交付するもので，必要な薬剤や投与量などが記載されています．処方箋には医療機関（院内）で使用される「院内処方箋」と，医療機関外（院外）の保険薬局で使用される「院外処方箋」に大別されます．そのうち，医療用麻薬が処方されている場合は「院内麻薬処方箋」，保険薬局で使用されるものは「院外麻薬処方箋」と呼び，必要な事項や取扱いが異なるので注意が必要です[1,2]．処方箋は基本的に医療用医薬品と医療用麻薬を混在させて記載しても問題ありませんが，院内で使用される処方箋では，多くの場合，医療用麻薬だけ別の処方箋としています．

### ❷ 処方箋の記載事項

処方箋には様式や記載事項が法律で定められています（表）．麻薬が処方されている場合，通常の処方箋の記載内容に加えて患者住所と麻薬施用者の免許証番号の記載が必要となります[1,2]．

最近は，医療機関で測定した患者さんの臨床検査値を院外処方箋に印字する医療機関も増えています．図はある病院が発行している院外処方箋ですが，表の必須の記載事項に加えて，処方箋下部に患者さんの直近の臨床検査値を記載しており，保険薬局の薬剤師は，臨床検査値に基づいた処方監査などが可能となっています（処方監査については第Ⅰ章の2「2　処方監査と疑義照会」参照）．

## 2 処方箋

**表　処方箋の記載事項**

| 記載事項 | 院内処方箋 | 院内麻薬処方箋 | 院外処方箋 | 院外麻薬処方箋 |
|---|---|---|---|---|
| ① 患者氏名 | ○ | ○ | ○ | ○ |
| ② 年齢（生年月日）・性別 | ○ | ○ | ○ | ○ |
| ③ 患者住所 | — | ○* | — | ○ |
| ④ 薬品名 | ○ | ○ | ○ | ○ |
| ⑤ 分量 | ○ | ○ | ○ | ○ |
| ⑥ 用法・用量（投与日数） | ○ | ○ | ○ | ○ |
| ⑦ 処方箋の交付年月日 | ○ | ○ | ○ | ○ |
| ⑧ 処方箋の使用期間 | ○* | ○* | ○ | ○ |
| ⑨ 医師氏名の記名・押印または署名 | ○ | ○ | ○ | ○ |
| ⑩ 麻薬施用者番号 | — | ○ | — | ○ |
| ⑪ 医療機関の名称・所在地 | ○* | ○* | ○ | ○ |
| ⑫ 後発医薬品（ジェネリック医薬品）変更可否 | — | — | ○ | ○ |
| ⑬ リフィル可否 | — | — | ○ | — |
| ⑭ 被保険者・被扶養者 | — | — | ○ | ○ |
| ⑮ 被保険者証記号・番号 | — | — | ○ | ○ |
| ⑯ 保険者番号 | — | — | ○ | ○ |
| ⑰ 医療機関所在地都道府県番号・医療機関コード・点数表番号 | — | — | ○ | ○ |
| ⑱ 医療機関の電話番号 | — | — | ○ | ○ |

○：記載することが必要　　—：記載しなくても良い　　*：省略可

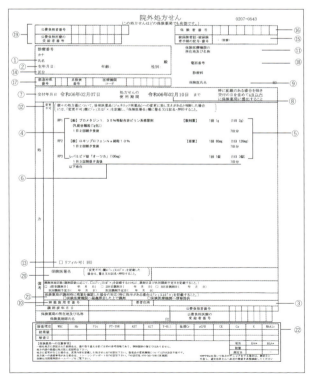

①～⑱：表の番号に該当する記載事項
⑲：公費負担者番号及び公費負担医療の受給者番号
⑳：⑫の変更不可にチェックが入っている場合は署名または記名・押印
㉑：残薬対応
㉒：臨床検査値

**図　院外処方箋**

第Ⅰ章　薬剤業務の基礎

---

| column | 院外処方箋に臨床検査値を記載する意義 |

　処方監査では，医薬品の相互作用や一般的な用法・用量だけでなく，患者さんの肝機能や腎機能など
に注意して監査を行う必要があります．医療機関に勤務する薬剤師の場合，カルテから患者さんの臨床
検査値を参照することが可能であり，これらのデータから処方箋の内容が適切かどうか，また副作用が
起きていないかどうかなどが判断できます．しかし，保険薬局の薬剤師の場合，医療機関から提示され
る患者情報は院外処方箋に記載された処方内容と生年月日，性別のみであり，患者インタビューの情報
を加えたとしても，処方箋の内容が薬学的観点から適切かどうかをチェックすることには限界があります．
　臨床検査値を処方箋に印字することで，肝機能や腎機能をはじめとする多くの重要な情報を調剤の際
に確認することができるため，処方箋に記載された薬物療法の安全性や有効性を確認することが可能と
なります[3),4)]．

---

### ❸ 院内処方箋の区分

　医療機関内で使用される院内処方箋は，院内の運用や取決めなどによってさまざまな種類が
あります．

#### 1) 外来院内処方箋（内服・注射）

　多くの医療機関では外来患者に対して院外処方箋を発行しますが，院内製剤や検査用薬，外
来で注射による治療や処置を行う場合や緊急を要する場合などに発行されることがあります．

#### 2) （内服）処方箋

　入院患者に対して交付される処方箋であり，大きく次のように区分されます．

① 定期処方箋

　　定期的に内服する医薬品が記載された処方箋で，7日分処方される医療機関が多く，
病棟ごとに締切日（曜日）が設定されている場合がほとんどです．

② 臨時処方箋

　　定期処方箋に一時的に追加で医薬品の投薬が必要となった場合や，定期処方箋を中止
して新たに別の医薬品を投薬する場合に交付される処方箋です．また，定期処方の締切
日に間に合わない場合などに，定期処方までの「つなぎ」として用いる場合もあります．
院内で締切時間が設定されていることが多いです．

③ 緊急処方箋

　　臨時処方箋の締切時間を過ぎた後でも，緊急度が高く，至急の投薬が必要な場合に発
行されます．緊急度が高いため，平日・休日・夜間に関わらず発行されます．

④ 退院処方箋

　　患者さんが退院の際に発行される処方箋で，退院直後に内服する医薬品がなくなるこ
とを防ぐために発行されます．

⑤ 常備薬処方箋

　　病棟で定数配置薬を使用した際に発行されます．手書きの場合もあります．払い出し
た薬剤は各病棟の定数配置に返納されます．

⑥ 手書き処方箋

　　システムからオーダーできない場合に，医師が手書き記入して薬剤部に交付します．

### 3) 注射処方箋

#### ① 定期注射処方箋

内服の定期処方箋と同様，定期的に注射する医薬品が記載されています．ただし，内服と異なり，医療安全の観点から1日分ごとに薬剤部から払い出されることが多いです．特に最近は，患者さんごとに注射薬を一施用（1回分）ずつセットして払い出す医療機関が増えています．院内で処方の締切時間が設定されていることが多いです．

#### ② 緊急注射処方箋

内服の緊急処方箋と同様で，定期注射処方箋の締切時間を過ぎた後でも，緊急度が高く，至急の投薬が必要な場合に発行されます．緊急度が高いため，平日・休日・夜間に関わらず発行されます．

#### ③ 麻薬注射処方箋

麻薬に指定されている医薬品を払い出す際に発行されます．病棟で発行され，定期回収される場合は夕方に各病棟分がまとめて薬剤部に届きますが，緊急で使用する場合は，病棟の看護師が処方箋を薬剤部に持参して薬を受け取ります．

#### ④ 手書き処方箋

救急外来での使用，病棟・外来定数配置薬の使用，その他特別な理由により，システムからオーダーできない場合に，医師が手書き記入して薬剤部に交付します．

#### 参考文献

1) 薬学教育協議会（病院・薬局実務実習近畿地区調整機構） 監修，日本病院薬剤師会近畿ブロック，日本薬剤師会大阪・近畿ブロック 編集：「薬学生のための病院・薬局実務実習テキスト 2024 年版」，じほう（東京），2024.
2) 上村直樹，平井みどり 編集：「新ビジュアル薬剤師実務シリーズ 下 調剤業務の基本［技能］第 3 版」，羊土社（東京），2017.
3) 京都大学医学部附属病院薬剤部 編集：「地域包括ケアで薬立つ 4 ELEMENTS 実践ガイド」，南山堂（東京），2020.
4) 上村直樹，平井みどり 編集：「新ビジュアル薬剤師実務シリーズ 上 薬剤師業務の基本［知識・態度］第 3 版」，羊土社（東京），2017.

## 2 処方監査と疑義照会

### ❶ 処方監査とは

「処方監査」（処方箋監査）は，薬剤師が処方箋に記載されている内容が適切かどうかを判断する行為であり，非常に重要な業務です．処方監査は，主に形式的な事項に関する内容のチェックと，薬学的な事項のチェックに大別されます．

#### 1) 形式的な事項の確認

形式的な事項の確認内容は，主に次のとおりです．

① 患者氏名・生年月日・性別：本人確認のために必要です．

② 交付年月日・処方箋の使用期間：保険処方箋の有効期間は，交付日を含めて 4 日間であり，これを超えている場合，調剤することはできません．なお，海外旅行などで患者さんがすぐに薬を受け取れない場合などは，医師が「処方箋の使用期間」の欄に 4

第Ⅰ章　薬剤業務の基礎

日を超える日数を記載することができます（逆に3日以内に有効期間を限定することも可能です）．

③　麻薬処方箋：患者住所や麻薬施用者番号の記載が必要なので，漏れなく記入されているか確認します．

④　後発医薬品（ジェネリック医薬品）への変更：「変更不可」の欄に✓または×と記載されている場合，備考欄に処方医の署名または記名・押印がされているか確認します．

⑤　医薬品名の記載：製品名または一般名，剤形，規格が記載されているか確認します．

⑥　分量，用法・用量：1日分の分量や服用タイミング，1回あたりの服用量が記載されているか確認します．

上記に問題がなければ，次に薬学的な事項の確認を行います．

## 2)　薬学的な事項の確認

①　薬剤の用法・用量が添付文書から外れていないか確認します．

②　既往歴・現病歴から，禁忌などに該当する薬剤がないか確認します．

③　薬歴・副作用歴・アレルギー歴や患者インタビューの情報から，処方されている薬剤に問題がないか確認します．

④　他の医療機関から処方されている薬剤と，処方箋に記載された薬剤との相互作用に問題がないか確認します．また，同じ効果を示す薬剤が重複して処方されていないか確認します．

⑤　OTC医薬品や特定保健用食品，健康食品（サプリメント）などと，処方箋に記載された薬剤との相互作用に問題がないか確認します．

⑥　患者さんの職業の特性に，処方された薬剤が影響することがないか確認します（例：職業上，自動車を運転する機会が多い患者さんに対して，副作用として眠気が生じる薬剤などが処方されていないか等）

⑦　患者さんが現在妊娠中，あるいは授乳中である場合，患者さんが医師にそのことを伝えているか確認します．妊娠中の場合は，処方された薬剤が胎児に影響を及ぼすリスクの程度を，授乳中の場合は，処方された薬剤が母乳へ移行する割合や，乳児への影響の程度を確認します．

⑧　臨床検査値や年齢，性別，体格を考慮の上，処方された薬剤の種類や用量が適切かどうか確認します．

これらを確認した上で，患者さん一人ひとりに最適な処方がされているかどうかを確認します[1),2)]．この段階で問題があれば，医師へ疑義照会を行います．また，処方箋の内容に問題がなければ，薬剤の取り揃えなど，次の工程に進んでいきます．

> **column** **「監査」と「鑑査」，どちらが正しい？**
>
> 「処方監査」の「監査」ですが，実は薬剤師も「監査」と「鑑査」を混同することが多いです．辞書的には，「監査」は「監督し検査すること」とあり，物事の適否や合否を吟味することを指しています．一方，「鑑査」も同様の意味合いを持つのですが，視覚的な適否を判断（目利き・鑑定）する場合に使用されることが多いです．
>
> 「処方かんさ」と言う場合，「鑑査」よりも「監査」の方が薬剤師の行う業務内容に適していると考えられるため，本書でも「処方監査」の表記としています．

## ❷ 処方箋の用量記載（g（グラム）表記と mg（ミリグラム）表記）〜製剤量と原薬量

> **［症 例］**
> X 病院に入院した患者について，担当の A 医師が前医の B 医師に処方内容を問い合わせたところ，「ロイケリン散 10%* 0.1 g/日」との回答があった．B 医師は「製剤量」を意図していたが，X 病院では「原薬量」で処方することになっていたため，A 医師は「ロイケリン散 10% 100 mg/日」と，B 医師の 10 倍の量を患者に処方してしまった．
> *1 g 中に有効成分であるメルカプトプリン水和物 100 mg を含有．

　時に問題となるのが，処方箋の薬剤の用量記載における g（グラム）表記や mg（ミリグラム）表記による量の間違いです．散剤や液剤に関しては，g（グラム）や mL（ミリリットル）は「製剤量」，mg（ミリグラム）は「原薬量」と解釈することが慣例となっています．しかし，2010 年に厚生労働省から公表された「内服薬処方せんの記載方法の在り方に関する検討会報告書」では，「分量は製剤量を記載することを基本とすべきであり，例外的に，分量を原薬量で記載した場合には，必ず【原薬量】と明示することとすべき」としています[3]（処方箋に【製剤量】または【原薬量】と記載し，いずれを意味するか明確にしている医療機関もあります（第 1 章の 2「1 処方箋と処方箋の記載事項」表及び図参照））．しかしながら，医療機関によっては必ずしも遵守されていないことがあるため，細心の注意を払って処方を確認する必要があります[2]．

　この症例については，次のように処方箋に記載する必要があります．

Rp.1 ロイケリン散 10 % 0.1 g【1 回製剤量】 1 日 1 回 夕食後 ○日分

または

Rp.1 メルカプトプリン 10 mg【1 回原薬量】 1 日 1 回 夕食後 ○日分

　医薬品には有効成分（原薬）の他に，さまざまな添加物が含まれています．例えば，この症例の場合「ロイケリン散 10 ％」1 g 中には，有効成分（原薬）であるメルカプトプリン 100 mg 以外にも，乳糖やバレイショデンプンなどが含まれています．「製剤量」とは，これらの添加物を全て含んだ量を表し，「原薬量」は，有効成分（原薬）であるメルカプトプリンの量を表します．

第Ⅰ章　薬剤業務の基礎

---

**column**　　　　　　　　　　**「ミリ」の換算**

　次の問題について，30秒以内で計算してみてください.
問題1：医師に「キシロカイン30 mgを静脈内投与してください」と言われました．患者さんに何mL
　　　　投与すれば良いでしょう？　注射（アンプル）には，「2％，5 mL」と印刷されたラベルが貼ら
　　　　れています.
問題2：医師に「キシロカイン30 mgを静脈内投与してください」と言われました．患者さんに何mL
　　　　投与すれば良いでしょう？　注射（アンプル）には，「20 mg/mL，5 mL」と印刷されたラベ
　　　　ルが貼られています.
問題3：医師に「キシロカイン30 mgを静脈内投与してください」と言われました．患者さんに何mL
　　　　投与すれば良いでしょう？　注射（アンプル）には，「100 mg/5 mL」と印刷されたラベルが
　　　　貼られています.

　正解はどれも1.5 mLです．注射（アンプル）に貼られているラベルも全て同じ意味です．ところが，
ラベルの表記方法によって正解率が次のように大きく異なります.
・問題1（「2％，5 mL」）の場合：医師25.0％，看護師2.6％，薬剤師35.3％
・問題2（「20 mg/mL，5 mL」）の場合：医師79.5％，看護師36.6％，薬剤師69.3％
・問題3（「100 mg/5 mL」）の場合：医師88.6％，看護師51.2％，薬剤師88.8％
　現在の注射剤は，問題3のラベル表記になっています．ただし，問題3のような表記でも，医師や薬
剤師の9人に1人，看護師の2人に1人が間違えるということが分かりました．そのため，mgをmL
に換算することに慣れておく必要があります．また，医療安全の観点から，指示する側もmg（成分量・
原薬量）での指示は避け，mL（容量・製剤量）に変換して指示することが望まれます.

---

### ❸　疑義照会とは

　「疑義照会」とは，薬剤師が処方監査の際，処方箋の記載内容に疑問点や不明点を感じた場合に，処方した医師へ問い合わせる行為であり，疑問点や不明点が解消されなければ薬剤師は調剤することはできません.

　疑義照会には，様式・記載事項の記入漏れなどの他，薬学的な事項に関すること（薬物相互作用や，臨床検査値から処方内容が不適切と考えられるもの）などさまざまですが，特に小児や妊婦，高齢者の処方箋の場合，身体の生理機能が通常の成人と大きく異なるため注意する必要があります[4].

　なお，薬剤師法第24条では「薬剤師は，処方箋中に疑わしい点があるときは，その処方箋を交付した医師，歯科医師又は獣医師に問い合わせて，その疑わしい点を確かめた後でなければ，これによって調剤してはならない」と明記されています.

#### 参考文献

1）上村直樹，平井みどり　編集：「新ビジュアル薬剤師実務シリーズ　下　調剤業務の基本［技能］第3版」，羊土社（東京），2017.
2）日本薬学会　他　編集：「スタンダード薬学シリーズⅡ-7　臨床薬学Ⅰ　臨床薬学の基礎および処方箋に基づく調剤」，東京化学同人（東京），2017.
3）厚生労働省医政局総務課医療安全推進室：「内服薬処方せんの記載方法の在り方に関する検討会報告書」（平成22年1月29日）.
4）薬学教育協議会（病院・薬局実務実習近畿地区調整機構）　監修，日本病院薬剤師会近畿ブロック，日本薬剤師会大阪・近畿ブロック　編集：「薬学生のための病院・薬局実務実習テキスト2024年版」，じほう（東京），2024.

2　処方箋

## 3　一般名処方と後発医薬品への変更

### ❶　一般名処方とは

#### 1)　医薬品の名称

　医療用医薬品は先発医薬品（新薬）と後発医薬品に分けられます．また，医薬品の名称は3つあります．化学名，一般名（成分名）と商品名です．化学名は化合物の構造を正確に表わしたものです．一般名は，世界共通名称として世界保健機関（WHO）医薬品国際一般名称委員会により決定されます．商品名は個々の医薬品について製薬企業が商標登録した名称です．例えば，「ロキソニン錠」や「カロナール細粒」などが挙げられます．一般名（成分名）は個々の医薬品の有効成分の一般的名称であり，ロキソニン錠では「ロキソプロフェンナトリウム水和物」，カロナール細粒では「アセトアミノフェン」が一般名（成分名）です．

　2005年の厚生労働省通知[1]に基づき，後発医薬品の商品名は基本的に「有効成分の一般名（成分名）＋剤形＋含量＋『会社名（屋号等）』」のように名付けられており，ロキソニン錠の後発医薬品（会社名○○）であれば，「ロキソプロフェンナトリウム＋錠＋60 mg＋『○○』」（ロキソプロフェンナトリウム錠60 mg「○○」）となります．後発医薬品でこの屋号まで付けた名称は，商品名にあたる販売名となります．

#### 2)　銘柄名（商品名・販売名）処方と一般名処方

　表1に医薬品の名称表記を示します．医師が処方箋に医薬品名を記載する際，③の先発医薬品名，④の後発医薬品名に加え，⑤の一般名（成分名）に剤形及び含量を付加した記載を用いることができます．③，④の表記で処方することを「銘柄名処方」，⑤の表記で処方することを「一般名処方」といいます．

表1　ロキソプロフェンナトリウム錠60 mgに関する名称表記

| ①　化学名 | Monosodium 2-{4-[(2-oxocyclopentyl)methyl]phenyl} propanoate dihydrate |
|---|---|
| ②　一般名（成分名） | ロキソプロフェンナトリウム |
| ③　先発医薬品名（商品名） | ロキソニン錠60 mg |
| ④　後発医薬品名（販売名） | ロキソプロフェンNa錠60 mg「○○」<br>※○○は会社名の略号（例えば山田製薬であれば「山田」） |
| ⑤　一般名処方の標準的な記載 | 【般】ロキソプロフェンNa錠60 mg |

　表1における③と④の銘柄名処方は特定の薬剤を指定していますが，⑤の記載では成分・剤形・含量を指定しているのみで，特定の薬剤は指定していません．医師が一般名処方を行うことにより，処方箋を受け取った薬剤師は，患者さんの希望を確認し，先発医薬品か後発医薬品かを選択できるようになります．一般名処方を含む処方箋のイメージを図に示します．

51

第Ⅰ章　薬剤業務の基礎

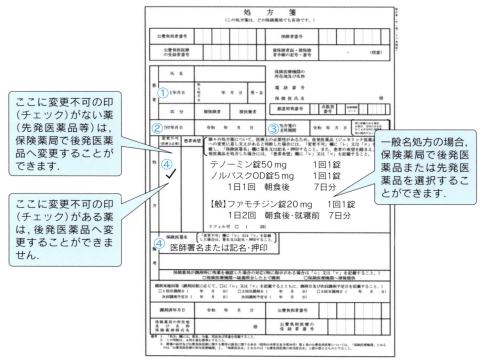

①生年月日
　年齢は，生年月日を記載することが望ましい．
②交付年月日
　処方箋を交付した年月日を記載する．有効期間は，交付の日を含めて4日間（使用期間欄に日付を記載しない場合）．
③処方箋の使用期間
　交付の日を含めて3日以内，または長期の旅行など特殊な事情がある場合で交付の日を含めて4日を超えた日から調剤を受ける必要がある場合には，処方箋の使用期間欄に年月日を記載する（その理由を備考欄に明記することが望ましい）．
④後発医薬品への変更不可
　後発医薬品への変更不可を指示する理由を備考欄に記載する（「治療リスク管理上，原則入院と外来で薬が同じであることが必要」などと記載）．

図　一般名処方を含む処方箋のイメージ

　2012年度の診療報酬改定で，後発医薬品が存在する先発医薬品について一般名処方した場合は，医療機関における処方箋料が点数加算（一般名処方加算）されるようになりました．その結果，一般名処方が急速に普及しました．なお，一般名処方における薬剤の標準的な記載名（一般名処方マスタ）は，厚生労働省のホームページ[2]に掲載され，随時更新されています．

### 3）一般名処方の利点

　一般名処方により，患者・保険薬局ともに後発医薬品を選択しやすくなります．後発医薬品の使用が促進されると，患者さんの費用負担の軽減，国全体の医療費抑制につながります．また，保険薬局は銘柄に縛られずに在庫している医薬品で調剤することができるため，特に医薬品の流通が不安定な状況下（品不足）などでは，患者さんが薬を受け取りやすくなるという利点もあります．

2　処方箋

　　ただし，一般名処方を行うかどうかは，処方箋を発行する医療機関に委ねられていて，一般名処方が可能な医薬品全てを一般名処方で発行する医療機関もあれば，自施設の採用医薬品が先発医薬品か後発医薬品かに応じて医薬品名称の表記を変えている（商品名と一般名が混在する処方箋）医療機関もあるのが実情です．

## ❷ 保険薬局における変更調剤
### 1）　後発医薬品への変更調剤
　　患者さんが後発医薬品を希望する場合，病院・診療所・保険薬局で医師・薬剤師にその旨を伝えます．診察時に患者さんの希望を聞いた医師が，後発医薬品への変更を可とする（変更不可の欄にチェックしない）院外処方箋を発行したり，一般名処方で院外処方箋を発行します．処方箋を受け取った保険薬局の薬剤師は，処方箋の変更不可欄にチェック（✓または×）がされていないか，あるいは一般名処方の記載かどうかを確認します．そのうえで，患者さんの希望を確認し，調剤する医薬品を選択します（図）．また，保険薬局において処方医に事前に確認することなく含量違いまたは類似する別剤形の後発医薬品に変更して調剤することを「変更調剤」といいます．

　　なお，院内処方や入院患者の場合は，当該医療機関で採用している医薬品（銘柄）のみで処方されるため，基本的に変更調剤が行われることはありません．

### 2）　変更調剤を行う際のルール
　　2012年に厚生労働省から変更調剤のルールに関する通知が発出されており[3]，変更調剤にあたっては，この通知の内容に基づいて行います．また，通知で認められている変更調剤については，薬剤師から医師への問い合わせが不要です．通知の概要を表2に示します．なお，日本ジェネリック製薬協会や後発医薬品製造販売企業等が変更調剤の具体例をまとめた情報[4],[5]を公開しており，詳細で分かりやすいので参照してください．

## ❸ まとめ
　　医薬品には先発医薬品と後発医薬品があること，商品名（銘柄名），一般名（主成分の名称）と主成分の化学名があること，医師が処方箋に医薬品を記載する方法として銘柄名処方と一般名処方があることは薬剤業務補助者として知っておいてください．

　　また，国全体の医療費を抑制するために後発医薬品の使用が促進されており，処方箋様式の変更や一般名処方の導入が実施されてきた経緯も押さえておくと良いでしょう．銘柄名処方や一般名処方で変更調剤を行う際のルールはやや煩雑ですが，処方箋事務や医薬品取揃え業務を行うにあたっては，表2に示した後発医薬品への変更に係る通知に記載されている基本事項は押さえてください．

　　何よりも患者さんのニーズや服薬状況に合わせ，治療や健康管理において最適な医薬品を提供することが重要です．

## 第Ⅰ章　薬剤業務の基礎

表2　変更調剤を行う際のルール（平成24年3月5日保医発0305第12号）

---

**第1　銘柄名処方に係る処方薬の保険薬局における調剤の方法について**

1　「変更不可」欄に「✓」又は「×」が記載されていない場合
　　処方薬に代えて，後発医薬品（含量規格が異なるもの又は類似する別剤形のものを含む）を調剤することができる．
　　ただし，処方薬の近傍に「含量規格変更不可」又は「剤形変更不可」の記載等がある場合には，その指示に従い調剤することができる．

2　「変更不可」欄に「✓」又は「×」の記載があり，かつ，「保険医署名」欄に処方医の署名又は記名・押印がある場合
　　処方薬を後発医薬品には変更できない．

**第2　一般名処方に係る処方薬の保険薬局における調剤の方法について**

　　処方薬と一般名が同一である成分を含有する医薬品（含量規格が異なる後発医薬品又は類似する別剤形の後発医薬品を含む）を調剤することができる．ただし，処方薬の近傍に「含量規格変更不可」又は「剤形変更不可」の記載等がある場合には，その指示に従い調剤することができる．

**第3　変更調剤を行う際の留意点について**

1　一般名処方とは，単に医師が先発医薬品か後発医薬品かといった個別の銘柄にこだわらずに処方を行っているものである．

2　先発医薬品から後発医薬品への変更調剤が可能な処方せん又は一般名処方に係る処方箋を受け付けた保険薬局の保険薬剤師は，1も踏まえつつ，患者に対して後発医薬品に関する説明を適切に行うとともに，後発医薬品を調剤するよう努めなければならない．

3　処方薬から後発医薬品（含量規格が異なるものを含む）への変更調剤（類似する別剤形の後発医薬品への変更調剤を除く）は，処方薬と同一の剤形の後発医薬品が対象となる．

4　含量規格が異なる後発医薬品又は類似する別剤形の後発医薬品への変更調剤は，変更調剤後の薬剤料（患者負担金額）が変更前のものと比較して同額以下であるものに限り，対象となる．また，含量規格が異なる後発医薬品又は類似する別剤形の後発医薬品への変更調剤は，規格又は剤形の違いにより効能・効果や用法・用量が異なる場合には対象外とする．

5　類似する別剤形の医薬品とは，内服薬であって，次のア，イ，ウに掲げる分類の範囲内の他の医薬品をいう．
　　ア　錠剤（普通錠），錠剤（口腔内崩壊錠），カプセル剤，丸剤
　　イ　散剤，顆粒剤，細粒剤，末剤，ドライシロップ剤（内服用固形剤として調剤する場合に限る）
　　ウ　液剤，シロップ剤，ドライシロップ剤（内服用液剤として調剤する場合に限る）

6　後発医薬品への変更調剤を行うに当たり，保険薬局の薬剤師は，当該後発医薬品を選択した基準（例えば，当該後発医薬品の薬価，製造販売業者における製造，供給，情報提供の体制等）を患者に対して説明すること．

7　保険薬局において，銘柄名処方に係る処方薬について後発医薬品への変更調剤を行ったとき又は一般名処方に係る処方薬について調剤を行ったときは，調剤した薬剤の銘柄，含量規格，剤形等について，処方せんを発行した保険医療機関に情報提供すること．ただし，当該保険医療機関との間で，調剤した薬剤の銘柄等に係る情報提供の要否，方法，頻度等に関してあらかじめ合意が得られている場合は，当該合意に基づいた方法等により情報提供を行うことで差し支えない．

---

### 参考資料

1）厚生労働省医薬食品局審査管理課長：「医療用後発医薬品の承認申請にあたっての販売名の命名に関する留意事項について」（平成17年9月22日薬食審査発第0922001号）．
2）厚生労働省：「処方箋に記載する一般名処方の標準的な記載（一般名処方マスタ）について」（令和6年6月14日適用）．
https://www.mhlw.go.jp/seisakunitsuite/bunya/kenkou_iryou/iryouhoken/shohosen_240401.html（2024年5月10日閲覧）．
3）厚生労働省保険局医療課長，歯科医療管理官：「処方せんに記載された医薬品の後発医薬品への変更について」（平成24年3月5日保医発0305第12号）．
4）日本ジェネリック製薬協会：「ジェネリック医薬品への変更調剤」（2018.03.01）．
https://www.jga.gr.jp/jgapedia/column/201803.html（2024年5月10日閲覧）．
5）沢井製薬株式会社学術部：「SKIM　この薬剤は変更できるの？（解説）」（2024年2月作成）．
https://med.sawai.co.jp/topics/knowledge/pdf/knowledge_33.pdf（2024年5月10日閲覧）．

# 3 調　剤

## 1 医師の処方入力から処方箋の発行まで

処方箋に記載する事項は，法律（医師法施行規則第21条）で次のように定められています．
① 患者の氏名
② 年齢
③ 処方する薬の名称
④ 分量（1日の服用回数）
⑤ 用法（朝食後，毎食後，頓用などの服用タイミング）
⑥ 用量（1回に服用する量）
⑦ 処方箋の発行年月日
⑧ 処方箋の使用期間
⑨ 病院もしくは診療所の名称及び所在地または医師の住所
⑩ 処方医の記名押印または署名

しかし，厚生労働省が指示している現在の記載方法では，分量と用量の区別はあまり意味がなくなっています．つまり，現行の「分量」は，最小基本単位である1回量を記載することを基本としています．また，「用法及び用量」は，1回当たりの服用量，1日当たりの服用回数及び服用時点，投与日数，服用の留意事項を記載するとされています．

医師が処方箋発行を行うには，手書きにより処方箋を発行する方法と，電子カルテシステムと連動した処方オーダリングシステムを用いて発行する方法の2種類があります．近年では，病院・診療所ともに電子カルテシステムの普及が進み，電子カルテシステムと連動した処方オーダリングシステムで処方箋が発行されています（図1）．この方法で処方入力することの利点は，患者の氏名，年齢（生年月日），処方箋の発行年月日，処方箋の期限，病院もしくは診療所の名称及び所在地または医師の住所などの処方箋の記載事項が自動印字されるため，医師の処方箋発行に費やす負担を軽減できることです．また，前回処方した内容を処方履歴からコピーして入力することができるため，病状が安定している患者さんにおいて，同一処方を発行する際の処方入力間違いを回避できます．さらに，処方する薬の1回服用量及び1日服用量のチェック，同一の薬が処方されていないかの重複処方のチェック，処方された他の薬との飲み合わせに問題がないかの薬物間相互作用のチェック，薬物アレルギーを有する患者さんにアレルゲンに該当する薬が処方されていないかのチェック，患者さんに処方してはいけない薬が処方されていないかの禁忌チェックといった機能を有するため，医師の処方入力の際の安全性が向上する利点もあります．このチェック機能は，安心で安全な医療に寄与するため，医師だけでなく，患者さんにとっての利点でもあります（図2）．

# 第Ⅰ章　薬剤業務の基礎

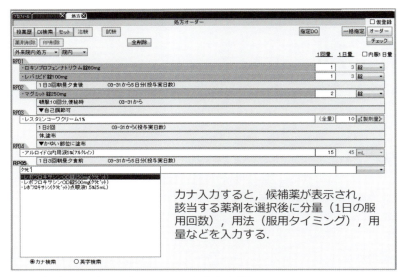

図1　処方オーダリングシステムの処方入力画面

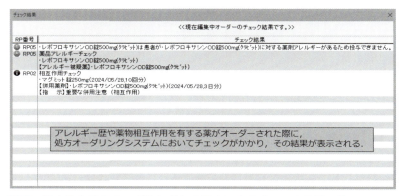

図2　処方入力後のオーダリングシステムによるチェック結果一覧

　一方で，少なくはなりましたが，手書きの処方箋や請求伝票による医薬品の調剤（払出し）を行っている医療施設もあります．この場合，処方医の手書き文字の「くせ」や「略語」に注意が必要です．医薬品に関係する主な略語とその意味を表に示します．

### 3 調 剤

表 処方箋や指示書に使われる可能性のある薬剤に関係する略語

| 略語 | 意味 |
|---|---|
| Px | 処方（prescription の略，英語） |
| Rp | 処方（recipe の略，ラテン語） |
| s.i.d. | 1日1回＝分1＝1×（semel in die の略，ラテン語） |
| b.i.d. | 1日2回＝分2＝2×（bis in die の略，ラテン語） |
| t.i.d. | 1日3回＝分3＝3×（ter in die の略，ラテン語） |
| q.i.d. | 1日4回＝分4＝4×（quater in die の略，ラテン語） |
| 分3 | 1日3回に分けて＝3× |
| 3× | 1日3回に分けて＝分3（3カケ） |
| ×2 | 1日2回繰り返す（カケ2） |
| v.d.E. | 食前（3×V：毎食前，3×SV：毎食直前などの使い方もあり（vor dem Essen の略，ドイツ語）） |
| n.d.E. | 食後（3×N：毎食後，3×SN：毎食直後などの使い方もあり（nach dem Essen の略，ドイツ語）） |
| z.d.E. | 食間（3×Z：毎食間）（zwischen dem Essen の略，ドイツ語） |
| v.d.S. | 就寝前（vor dem Schlafen の略，ドイツ語） |
| q.4.h. | 4時間ごと（quaque 4 hora，ラテン語） |
| M. | 朝（Morgen の略，ドイツ語） |
| T. | 昼（Mittag の略，ドイツ語） |
| A. | 夕（Abend の略，ドイツ語） |
| T.D. | 日分（Tage Dosen の略，ドイツ語） |
| SL | 舌下（sublingual の略，英語） |
| Do | 前回に同じ（Ditto の略，ラテン語） |
| p/o, p.o. | 経口投与（per os の略，ラテン語（PO は，術後（postoperative の略，英語）の意味でも使われる）） |
| s.c.（SC） | 皮下注射（subcutaneous injection の略，英語） |
| i.m.（IM） | 筋肉内注射（intramuscular injection の略，英語） |
| i.v.（IV） | 静脈注射（intravenous injection の略，英語） |
| d.i.v（IVDI） | 点滴静注（IV drip infusion の略，英語） |

剤形の略号：（ ）内に記号を入れる
(P)：末 （G)：粒 （FG)：細粒 （Syr)：シロップ （Supp)：坐剤 （Garg.)：含嗽剤 （Cap)：カプセル （T)：錠剤
例：ロペミン（FG) → ロペミン細粒

　病院において，医師が処方オーダリングシステムで入力した処方の情報は，院内ネットワークを通じて薬剤部門の調剤支援システムに送信されます．薬剤師や薬剤業務補助者は，操作端末より調剤支援システムで受信した処方データを出力すると，帳票プリンターより調剤に必要な帳票類（処方箋，薬袋，ラベル，集計箋など）が印刷される仕組みが構築されています（図3）．一方，院外処方箋は，診察室のプリンターに直接打ち出され，処方医の押印後に患者さんに直接手渡されます．

第Ⅰ章　薬剤業務の基礎

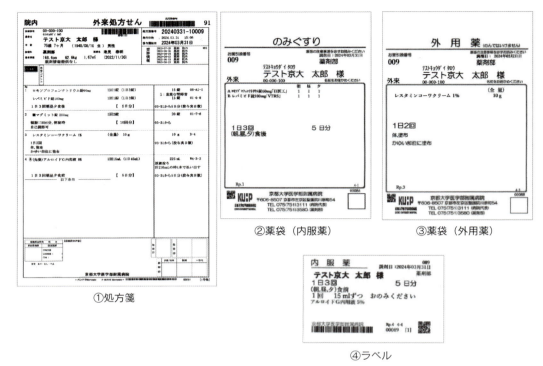

図3　調剤支援システムから発行される帳票類の例

> **column**　**特定保険薬局への誘導の禁止・自己処方箋の禁止**
>
> 　患者さんに対して，特定の保険薬局において調剤を受けるようにとの指示等は行ってはならないと法令（保険医療機関及び保険医療養担当規則第2条の5，第19条の3）に規定されています．また，同じく法令では，診察をしないで処方箋を交付してはならないと規定されています（医師法第20条）．この「診察」は対面であることを原則としていますので，医師は自らを診察できないことになります（離島等で他に医師がいない場合は除外されます）．したがって，処方医は自分あての処方箋を発行できないと解釈されますので，処方医と患者さんが同一人物の処方箋は無効です．

## 2　調剤の流れ

### ❶内服・外用薬

　内服・外用薬の調剤の流れを図1に示します．調剤支援システムにおいて処方のオーダー情報を受付後，オーダーデータを出力すると，帳票類の発行，処方監査・疑義照会，調剤，調剤監査，薬剤の交付，服薬指導などの順番に業務が進行します．

# 3 調　剤

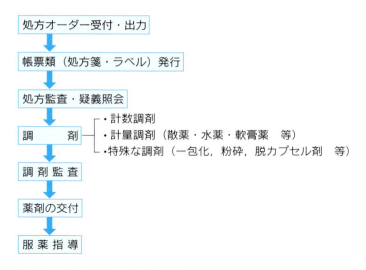

図1　内服・外用薬の調剤の流れ

## 1）処方監査・疑義照会

　処方監査とは，薬剤師が専門的知識を用いて，医師が発行した処方箋の内容をチェックすることで，調剤を始める前に行います．すなわち，薬剤師は処方監査において，処方された薬の名称，規格，用法・用量，投与日数など，処方箋の形式的な記載内容をチェックするとともに，身長，体重，アレルギー歴，性別，臨床検査値，薬歴，病名歴などの患者情報や調剤支援システムによるチェック結果などの情報を加味した上で，処方内容の適正性を判断しています．薬剤師が専門的知識を基に処方内容を確認することで，患者さんが安全に薬物治療を受けることにつながっています．

　処方監査において，医師が処方した内容に疑わしい点があった場合，その処方内容について医師に問い合わせることを「疑義照会」と言います．薬剤師法第24条は，「薬剤師は，処方箋中に疑わしい点がある時は，その処方箋を交付した医師，歯科医師又は獣医師に問い合わせて，その疑わしい点を確かめた後でなければ，これによって調剤してはならない」と規定しています．言い換えると，疑義照会は薬剤師が行う重要な業務であり，義務でもあります（第Ⅰ章の2「2　処方監査と疑義照会」参照）．

## 2）調剤

　調剤は，計数調剤，計量調剤，特殊な調剤（一包化・粉砕・脱カプセル）に区分することができます．

①　計数調剤：包装（PTP（press through package）シートなど）された錠剤，カプセル剤，散剤，顆粒剤，軟膏剤，点眼剤，貼付剤などを処方箋に従って取り揃えることです．なお，集計表に従って総数を取り揃えることは，「調剤ではない」とされています（異論もあります）．

②　計量調剤：散剤・顆粒剤，水剤，軟膏剤などを計量（秤量）して調剤することです．

③　一包化調剤：服用する薬剤の数が多く，薬の管理が難しい患者さんやPTPシートからの薬の取り出しが困難な患者さんなどに対して，患者さんが服用管理しやすいように

# 第Ⅰ章 薬剤業務の基礎

1回の服用タイミングごとにまとめて分包します．

④ 粉砕・脱カプセル調剤：錠剤やカプセル剤などの服用が困難な患者さんなどに対して，錠剤を粉砕したり，カプセル剤を開封して調剤することを言います．

最近では，薬剤取り揃え時にPTPシートに印刷されたバーコードや薬品棚に貼付されたバーコードを照合端末で読み取り，薬品の取り間違いを防止するシステムを導入している医療施設が増えています．また，計数調剤においては，計量過程をチェックする監査システムや，散剤を必要な包数に自動的に分包するための自動散薬分包機，錠剤やカプセル剤を服用タイミングごとに分包する自動錠剤分包機など，調剤業務を効率的に行うための機器が活用されています．これらの自動化された機器・システムを用いる場合，いわゆる薬剤師のみが行うべき「調剤」とは異なると解釈されています．

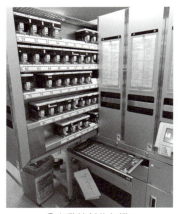 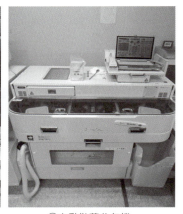

①自動錠剤分包機　②散薬調剤監査システム　③自動散薬分包機

**写真1　内服薬調剤に使用する調剤機器**

### 3）調剤監査

全ての調剤が完了後，調剤に関わった薬剤師とは別の薬剤師が処方箋の内容と調剤された薬の内容が適切であるかを確認することを「調剤監査」と言います．処方監査で確認した内容に加えて，調剤された薬の名称，規格，数量が処方箋に記載された内容と一致しているか，一包化や粉砕などの特殊な調剤が必要な薬については適切に調剤されているか，計量された薬の量は適切かなどを確認します．

### 4）薬剤の交付

調剤監査が終了した薬剤は，薬剤部から病棟に搬送されます．病棟に届いた薬剤は，その病棟の規則によって，入院患者に渡されるか看護師管理となります．外来院内処方の患者においては，調剤室のお薬渡し口で調剤室担当薬剤師から薬が交付されます．

### 5）服薬指導

入院患者においては，各病棟を担当する病棟薬剤師が，薬の飲み方や効果，副作用，薬の管理方法などについて説明します．また，外来院内処方の患者においては，薬剤の交付時に，調剤室担当の薬剤師がお薬渡し口で説明を行うことが一般的です．

## ❷ 注射薬

注射薬の調剤の流れを図2に示します．内服・外用薬の調剤と同様に，調剤支援システムにおいて注射薬処方のオーダー情報を受付後，オーダーデータを出力すると，帳票類の発行，処方監査・疑義照会，調剤，調剤監査，薬剤の交付の順番に業務が進行します．

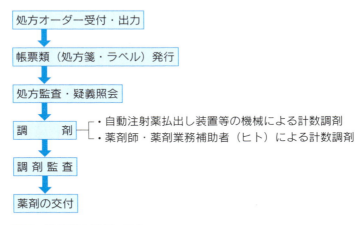

図2　注射薬の調剤の流れ

### 1）注射薬の処方監査・疑義照会

注射薬の処方監査では，内服・外用薬における処方監査での内容に加えて，投与速度や投与経路の確認，溶解液や希釈液の適否の判断，希釈後の濃度の確認，注射薬同士の配合（混ぜ合わせ）の可否確認など，注射薬を安全に投与するための項目についてもチェックします．また，処方監査で疑わしい点があった場合，疑義照会を行います．

### 2）注射薬の調剤

注射薬には，アンプル剤，バイアル剤，シリンジ製剤，キット製剤，輸液製剤などがあり，投与日別，あるいは実施タイミング（施用単位）別に注射薬の調剤を行います．現在は，医療安全上の観点から，実施タイミング（施用単位）別の調剤（Rp調剤とも言います）が推奨されています（写真2）．

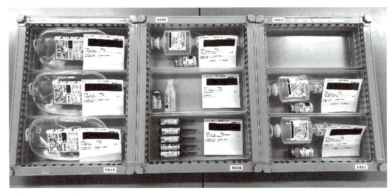

写真2　施用単位別に調剤された注射薬
実施タイミングごとに使用する注射薬と施用ラベルがトレイ内にセットされている．

第Ⅰ章　薬剤業務の基礎

　自動注射薬払出し装置を使用した注射薬調剤では，患者別，施用単位別に装置内に充填されている注射薬（アンプル剤，バイアル剤等）と，施用ラベルなどが注射薬トレイにセットされます．薬剤師や薬剤業務補助者は，装置内に充填されていない注射薬（輸液，冷所保存薬等）を注射薬トレイに追加し，注射薬調剤を完了させます（写真3）．

　自動注射薬払出し装置を使用しない場合では，薬剤師や薬剤業務補助者の手により，注射薬と施用ラベルを施用単位に仕分けて，注射薬調剤を完了させます．

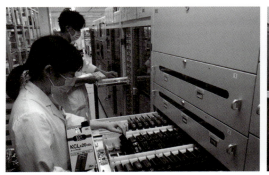 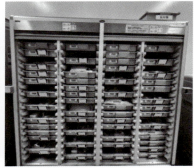

①自動注射薬払出し装置への薬品充填作業　　　②注射薬カートによる注射薬供給
写真3　自動注射薬払出し装置と注射薬カートによる注射薬供給

### 3）薬剤の交付

　翌日実施分の予定注射薬オーダーについては，前日に調剤を行い，病棟別の注射薬カートで病棟に払い出される場合が多いと思われます．また，緊急で必要となった注射薬（臨時注射薬オーダーあるいは緊急注射薬オーダー）については，そのつど調剤を実施し，交付されます．

## 3　特殊な調剤（高カロリー輸液・抗がん薬の無菌調製）

　薬剤部から供給された注射薬は，患者さんに投与される前に病棟や外来の処置室等で調製（ミキシング）が実施されますが，高カロリー輸液や抗がん薬等の一部の注射薬については，薬剤部で調製を実施して交付します．

### ❶ 高カロリー輸液の調製

　経口からの栄養摂取や水分摂取が困難な患者さんでは，栄養や水分の補給を注射薬で補うことが考慮されます．ただし，患者さんの生命維持に必要な水分や栄養素を末梢の血管（末梢静脈）から投与することには限界があるため，糖質，アミノ酸，脂質，ビタミン，電解質，微量元素などを成分とする高濃度の栄養輸液（高カロリー輸液）を，血流量が豊富な中心静脈（上大静脈などの心臓に近い太い血液）から投与する方法を中心静脈栄養（intravenous hyperalimentation：IVH）と呼びます．高カロリー輸液は，末梢静脈から投与する輸液の3～6倍も高濃度です．そのため，末梢静脈から投与すると血管痛や静脈炎を起こし，血管が閉塞します．

しかし，心臓に近い上大静脈は太くて血流が多く，高濃度の高カロリー輸液を投与しても瞬時に多量の血液で薄められ，血管や血球に対する影響が少なくなります．

注射薬は，患者さんの体内に直接投与されるため，細菌・微生物や粉塵等による汚染を防ぐ環境下で，無菌的に調製することが求められます．特に高カロリー輸液の投与が行われる患者さんは免疫力が低下し，感染症に罹る危険性が高いことから，無菌的な環境下において注射薬調製を行うことが重要となります．薬剤部には無菌的に注射薬の調製を行う環境として，無菌室（クリーンルーム）が設置されています．さらに，無菌室内にクリーンベンチと呼ばれる装置が設置されています．無菌室やクリーンベンチ内には，HEPAフィルターと呼ばれる高性能なエアフィルターで細菌・微生物，粉塵などが除去されたきれいな空気が常時送風されており，無菌的環境下で注射薬の調製業務を行うことができます．高カロリー輸液の調製は，多くの医療施設で薬剤師が行っています．薬剤部内で使用するクリーンベンチ及び安全キャビネットの空気の流れと，研究室などで使用するドラフトチャンバーの空気の流れを図1に示します．

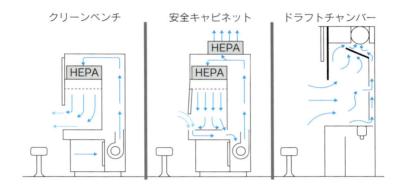

図1　クリーンベンチ、安全キャビネット及びドラフトチャンバーにおける空気の流れ

## ❷ 抗がん薬の調製

抗がん薬は，がん細胞に対して殺細胞作用を有する一方で，生物の遺伝情報に変化を引き起こす作用（変異原性），妊娠中の胎児に奇形を生じさせる性質（催奇形性），発がん性などが報告されているものが多くあります[1]．しかし，医療従事者が抗がん薬の調剤や調製などの過程で，低用量で慢性的に抗がん薬と接触することによって生じる影響・健康被害については，いまだ十分に判明していません[1]．

患者さんに投与する抗がん薬の調製は，適切な個人防護具（personal protective equipment：PPE）や閉鎖式薬物移送システム（closed system drug transfer device：CSTD）と呼ばれる調製器具を用いて，調製者の抗がん薬曝露を防ぐ環境下で実施することが重要とされています．

抗がん薬の曝露を回避する設備として，安全キャビネットやアイソレータなどの装置があります．高カロリー輸液の調製の際に使用するクリーンベンチは，クリーンベンチ内を陽圧に保つため，ベンチ内から調製者に向けて空気が吹き出す構造です．一方，安全キャビネットやアイソレータは内部が陰圧に保たれる構造となっており，内部の空気が外部に流れ出るのを遮断

# 第Ⅰ章　薬剤業務の基礎

するため，抗がん薬の曝露を可能な限り最小化することが可能です．最近では，抗がん薬自動調製ロボットが登場しており，抗がん薬調製を可能な限り機械化することで，薬剤師が調製する機会を減らし，抗がん薬調製業務における安全性の向上を図っている医療施設も増えています（写真1）．

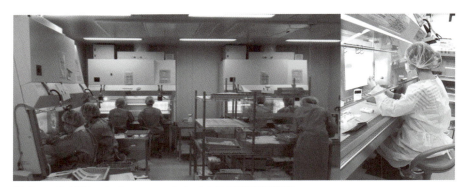

写真1　薬剤部のクリーンルーム内での注射薬調製業務

## ❸ ガウンテクニック

高カロリー輸液や抗がん薬の調製時においては，キャップ，ゴーグル・マスク（目・顔面保護具），ガウン，手袋などのPPEを着用します．PPEを着用することで，作業者の手指や衣類の微生物によって高カロリー輸液や抗がん薬などの薬剤が汚染されるのを防ぐとともに，抗がん薬の調製においては，調製者を抗がん薬の汚染や曝露から守ります．PPE着脱の手順は次のとおりです（図2・図3）．

### 1）PPEの着用・装着（抗がん薬調製以外の注射薬調製業務の場合）

手指衛生→キャップ，マスク装着→ガウン着用→手袋装着→ゴーグル装着の手順で行います．

手順1：手指衛生
手順2：キャップ，マスクを装着する
手順3：ガウンを着用する
　① ガウンの外側に触れないようにしてガウンを開く（ガウンは床などに触れないように注意する）
　② ガウンの内側だけに触れるようにして袖に片方ずつ腕を通す
　③ 襟紐，腰紐を結ぶ
手順4：手袋を装着する
　① 手袋の手首の部分を持つ
　② 手袋がどこにも触れないように装着する
　③ ②と同様に反対側の手にも装着する
　④ 手首が露出しないようにガウンの袖口を手袋でしっかり覆う
手順5：ゴーグルを装着する

## 2) PPE の着用・装着（抗がん薬調製業務の場合）

手指衛生→キャップ，マスク装着→手袋（二重手袋の内側）装着→ガウン着用→手袋（二重手袋の外側）装着→ゴーグル装着の手順で行います（抗がん薬調製業務では，手袋を二重に装着します）．

**手順 1**：手指衛生

**手順 2**：キャップ，マスクを装着する

**手順 3**：手袋（二重手袋の内側）を装着する
　→ 1）の手順 4 の①～③と同様

**手順 4**：ガウンを着用する
　→ 1）の手順 3 の①～③と同様

**手順 5**：手袋（二重手袋の外側）を装着する
　→ 1）の手順 4 の①～③と同様の手順で装着し，二重手袋（外側）でガウンの袖口をしっかり覆う

**手順 6**：ゴーグルを装着する

### ガウンの着用

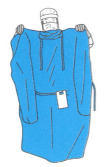

① ガウンの外側に触れないようにしてガウンを開く（ガウンは床などに触れないように注意する）

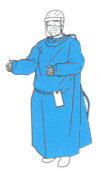

② ガウンの内側だけに触れるようにして袖に片方ずつ腕を通す

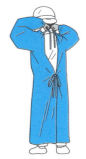

③ 襟紐，腰紐を結ぶ

### 手袋の装着

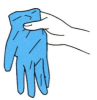

① 手袋の手首の部分を持つ

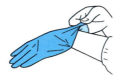

② 手袋がどこにも触れないように装着する

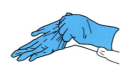

③ ②と同様に反対側の手にも装着する

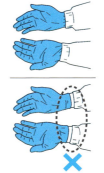

手首が露出している

④ 手首が露出しないようにガウンの袖口を手袋でしっかり覆う

図 2　PPE の着用・装着

第Ⅰ章 薬剤業務の基礎

### 3）PPE の脱ぎ方・外し方（抗がん薬調製以外の注射薬調製業務の場合）

ガウン，キャップを脱ぐ→マスク，ゴーグルを外す→手袋を外す→PPE を廃棄する→手指衛生の手順で行います．

**手順1**：ガウン，キャップを脱ぐ

① ガウンの襟紐，腰紐をほどく
② ガウンの表面に触れないように，肩からガウンを抜く
③ ガウンの表面が内側（中表）になるように，小さくまとめる
④ キャップを脱ぐ
⑤ ③の状態のガウンをキャップで覆うようにしてまとめ，廃棄用ビニール袋に入れる

**手順2**：マスク，ゴーグルを外す

① 表面は汚染や曝露されている可能性があるため，触れないようにフレーム部分やゴム紐をつまんで外す
② 使い捨てのマスク，ゴーグルは手順1の⑤の廃棄用ビニール袋に入れる

**手順3**：手袋を外す

① 手袋の手首のあたりをつまむ
② 手袋の内側が外側になる（裏返す）ようにして手袋を外す
③ 素手になった（手袋を外した）方の指を，反対側（手袋を装着している側）の手袋の袖口（履き口）に入れる（手袋を装着している方の手で，外した手袋を握る）
④ ②と同様の方法で手袋を外す（握っている手袋（先に外した手袋）ごと一つにまとめる）
⑤ 手順1の⑤の廃棄用ビニール袋に入れる

**手順4**：PPE を廃棄する

手順1の⑤の廃棄用ビニール袋（ガウン等の使用済み PPE が入っている）の口を閉じて密封し，指定された場所に廃棄する

**手順5**：手指衛生

### 4）PPE の脱ぎ方・外し方（抗がん薬調製業務の場合）

手袋（二重手袋の外側）を外す→ガウン，キャップを脱ぐ→マスク，ゴーグルを外す→手袋（二重手袋の内側）を外す→PPE を廃棄する→手指衛生の手順で行います．

**手順1**：手袋（二重手袋の外側）を外す

**※最も汚染や曝露されている箇所のため，安全キャビネット内で行うこと．**

① 3）の手順3の①，②と同様の手順で手袋を外す
② 手袋を外した（二重手袋の内側のみになった）方の指を，反対側（二重手袋の外側を着用している側）の手袋の袖口（履き口）に入れる（二重手袋の外側を着用している方の手で，外した手袋を握る）
③ 3）の手順3の④と同様の方法で手袋を外す
④ 外した手袋を，チャック付きビニール袋に入れて廃棄する

**手順2**：ガウン，キャップを脱ぐ

→ 3）の手順1の①〜⑤と同様

**手順3**：マスク，ゴーグルを外す

→ 3）の手順2の①，②と同様

※**手順2及び手順3については，二重手袋（内側）を装着したままで行うこと.**
**手順4**：手袋（二重手袋の内側）を外す
　→　3）の手順3の①～⑤と同様
**手順5**：PPEを廃棄する
　→　3）の手順4と同様
**手順6**：手指衛生

### ガウンの脱ぎ方

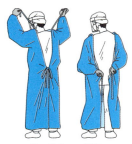
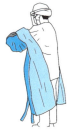
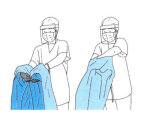
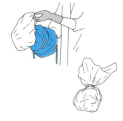

① ガウンの襟紐，腰紐をほどく
② ガウンの表面に触れないように，肩からガウンを抜く
③ ガウンの表面が内側（中表）になるように，小さくまとめる
④ 脱いだガウンを廃棄用ビニール袋に入れる（脱いだキャップで覆うようにしてまとめる）

### 手袋の外し方

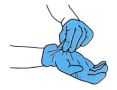
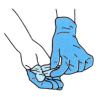
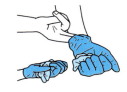

① 手袋の手首のあたりをつまむ
② 手袋の内側が外側になる（裏返す）ようにして手袋を外す
③ 素手になった（手袋を外した）方の指を，反対側（手袋を装着している側）の手袋の袖口（履き口）に入れる（手袋を装着している方の手で，外した手袋を握る）
④ ②と同様の方法で手袋を外す（握っている手袋（先に外した手袋）ごと一つにまとめる）

日本病院薬剤師会　監修：「薬剤師のための感染制御マニュアル」，薬事日報社（東京），2023. を元に作成.

図3　PPEの脱ぎ方・外し方

### ❹ 清掃

　清掃作業には，抗がん薬被曝の危険性があるため充分な注意が必要です．清掃の例を示しますので参考にしてください．

#### 1）安全キャビネット内

　安全キャビネット内の清掃は，水拭きや水洗いが基本となります．日々の抗がん薬の調製作業開始前，調製作業終了後に清掃を行います．安全キャビネットを24時間稼働させていない場合は，キャビネット内の無菌性を確保するため，安全キャビネットを作動させた後，数分間経過してから清掃作業を開始します．清掃作業時には，抗がん薬の被曝を可能な限り低減するために，キャップ，ガウン，ゴーグル，サージカルマスク，二重にした手袋などの

第Ⅰ章　薬剤業務の基礎

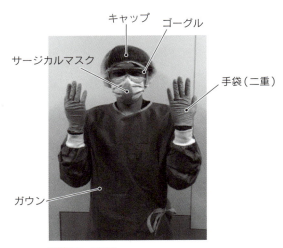

写真2　PPE

PPEを着用します（写真2）．

　使い捨てのワイプクロスを用いて，安全キャビネット内を手前から奥の方向または上部から下部の方向（外側から中心方向）に水拭きします．また，清掃作業中は安全キャビネットを稼働させたままにしておきますが，調製作業後の清掃業務が終了した後もしばらく安全キャビネットを作動させておき，キャビネット内の空気を入れ替えてから停止させます．

## 2） クリーンルーム内

　床や作業台は，安全キャビネット内の清掃と同様に，PPEを着用し，使い捨てワイプクロスを用いて水拭きによる清掃を行います．また，安全キャビネット内で使用するトレイなどの物品についても，同様に使い捨てワイプクロスで水拭きし，その後に水洗浄します．エタノールなどの消毒剤での殺菌消毒は，水拭きによる抗がん薬除去後に行います．一部の抗がん薬の清掃では，水洗浄に加えて2％次亜塩素ナトリウム（塩素系消毒液）などを用いて清掃する場合もありますが，安全キャビネットの壁面等の金属を腐食させる作用があるため，使用後はチオ硫酸ナトリウムでの中和が必要となります．

## 3） アンプルやバイアル等が破損し，抗がん薬で汚染されたエリア

　アンプルやバイアル等が破損し，抗がん薬で汚染された場合，すみやかに清掃作業が行えるように，スピルキット（薬液のこぼれ（spill）や，アンプル・バイアル等の破損時に薬液，ガラス片を安全に除去，廃棄するためのキット）を準備しておくと便利です．スピルキットは，PPE（サージカルマスクまたはN95マスク，手袋（二重にするため2セット），保護メガネ，ガウン，シューズカバー），吸水シート，使い捨ておしぼり，ビニール袋，警告標識（抗がん薬による汚染されたエリアを明示するために使用）から構成されています．なお，使用方法を明記した取扱説明書を添付しておくとスムーズに使用できます（写真3）．

# 3 調剤

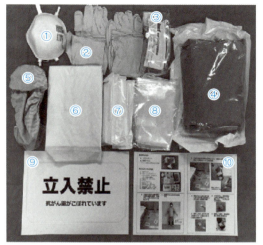

① N95マスク：1個
② スターリングエクストラニトリル
　　グローブMサイズ：2セット（内側/外側用）
③ 保護メガネ（ゴーグル）：1個
④ ガウン：1枚
⑤ シューズカバー：1セット
⑥ 吸水シート：1枚
⑦ 使い捨ておしぼり：4本
⑧ ビニール袋（大）：2枚
⑨ 警告標識（A4サイズ）：4枚
⑩ 取扱説明書（A4サイズ）：1枚

**写真3**　スピルキット

スピルキットによる清掃方法を以下に示します（第Ⅱ章の「4　薬剤業務補助者の業務例」参照）．

① 抗がん薬がこぼれた区域に，清掃を行う職員以外が近づかないように警告標識を表示します．
② スピルキットからPPEを取り出し，装着します．
③ 吸水性シートを用いて，汚染の少ない方から多い方に向かって抗がん薬を吸収させながら拭き取ります．この際，汚染区域を広げないように注意します．
④ 拭き取った吸水性シートはビニール袋に入れます．
⑤ 抗がん薬がこぼれた区域を使い捨てワイプクロスで水拭きし，使い捨ておしぼりで拭き取ることを3ないし4回繰り返します．
⑥ 使用後のワイプクロスや使い捨ておしぼりを④で使用したビニール袋に入れ，口を結んで密閉し，廃棄します．
⑦ PPEを脱ぎ，警告標識とともに別のビニール袋に入れて，口を結んで密閉し，指定された場所に廃棄します．
⑧ 清掃作業後は，石けんと流水で十分手洗いします．

### 参考文献
1） 日本がん看護学会，日本臨床腫瘍学会，日本臨床腫瘍薬学会　編：「がん薬物療法における職業性曝露対策ガイドライン2019年版」，金原出版（東京），2019．

第Ⅰ章　薬剤業務の基礎

## 4　服薬方法の工夫と時間

　薬物治療の有効性と安全性を確保する上で重要なことは，患者さんが「確実に」，「飲み忘れなく」，「間違いなく」，「継続して」服薬することです．そのためには，医師が処方する段階，または薬剤師が調剤する段階において，「患者さんが服薬しやすい剤形（薬の形）となっているか」，「服薬タイミングは適切か」，「一包化調剤などは必要か」などを考慮する必要があります．

### ❶　服薬方法の工夫
#### 1）　服薬しやすくする工夫
　加齢や疾患により，患者さんの嚥下機能（口から物を飲み込む力）が低下し，錠剤の服薬が難しくなることがあります．このような場合，錠剤と同じ有効成分で作られた OD 錠（お菓子のラムネのように口の中で速やかに溶けて服薬できる錠剤）や散剤（粉薬）への変更，あるいは錠剤自体を粉砕して粉状にするなどの工夫が必要となります．また，錠剤を市販の服薬補助ゼリー等に混ぜて飲み込みやすくしたり，錠剤を 55 ℃程度のお湯に入れ，溶かして（懸濁して）服薬する「簡易懸濁法」という服薬方法がとられることもあります．

　小児の場合，年齢によっては錠剤の服薬ができないことがあります．また，年齢や体重に合わせた投与量を処方する必要がある場合は，散剤や錠剤の粉砕，シロップ剤などの剤形が選択されます．乳幼児に散剤を服薬させるためには，水に溶かしてスプーンやスポイトで口に入れたり，オブラートに包んで服用させたりする工夫が必要となることが多いでしょう．薬は水で飲むのが原則ですが，薬の味を嫌がって飲まない場合は，市販の服薬補助ゼリーなどに混ぜて飲ませる方法もあります．一方，乳幼児に服薬させる時，ジュースや牛乳，ゼリーやアイスクリーム，プリンなどの食材に混ぜる保護者もいるようです．しかし，薬剤師は，薬を牛乳やミルクと混ぜて飲ませるのは，牛乳やミルクを嫌いになることがあるため避けるように伝えます．ジュース，スポーツ飲料，アイスクリームやゼリーと相性の悪い薬もありますので，個別に薬剤師に相談する必要があります．患者さんの嗜好や身体状態及び服薬状況を把握した上で，最適な剤形や服薬方法を選択することが重要となります．

---

**column**　　　　　　　　　　　　　　**簡易懸濁法**

　簡易懸濁法は，錠剤を粉砕したり，カプセル剤から中身（薬剤）を取り出す（脱カプセル）ことなく，服薬直前にそのまま 55 ℃程度のお湯に入れ，溶かして服薬する方法です．錠剤の粉砕や脱カプセルは，薬の効果や安定性が低下することが多いため，可能であれば簡易懸濁法が望まれます．ただし，簡易懸濁法が可能な薬剤とそうでない薬剤がありますので注意が必要です．

　「55 ℃のお湯を準備する」のは難しいと感じるかもしれませんが，熱湯：水＝2：1 の割合で合わせると約 55 ℃になります．もしくは，電気ポットの温度を 60 ℃に設定する方法もあります（給湯後すぐに 55 ℃になります）．

## 2) 飲み忘れ・飲み間違いを防ぐための工夫

「うっかり飲み忘れた」,「寝てしまって飲めなかった」,「食事を摂らなかったので飲むタイミングがなかった」等の理由で,薬を飲み忘れる(飲み損ねる)ことがしばしば起こります.飲み忘れを防ぐための工夫として,朝・昼・夕などの服薬タイミングを患者さんの生活様式に合わせてできる限りまとめたり,1日1回服用の薬剤など,服薬回数が少ないものを選択する方法があります.

薬の種類が多い場合や,患者さんの認知機能や身体機能が低下している場合,服薬時間ごとに薬を仕分けるのが難しくなり,服薬できなくなったり,飲み間違いが増えたりすることがあります.こうした場合は一包化という調剤方法が有効です.一包化調剤は,朝・昼・夜・就寝前などの服薬時間ごとに薬をまとめ,複数の薬剤を一包の袋に入れる調剤方法です(図・写真①).患者さんや介護担当者などの服薬準備にかかる手間が減り,飲み間違いを起こしにくくするメリットがあります.ただし,一包化調剤は準備するのに手間と時間がかかること,薬をシート(PTP)から出した状態で1つの袋に入れるため,湿気や光に対する安定性が低下するなどの問題もあります.

また,お薬カレンダーや服薬ボックス(図・写真②,③),服薬タイミングになったらアラームで教えてくれるスマートフォンアプリなど,服薬管理を補助するツールの活用も飲み忘れ・飲み間違いの防止に有効です.

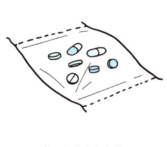
①一包化された薬

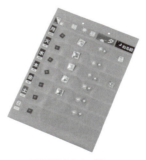
②服薬カレンダー

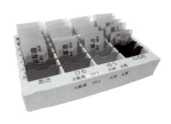
③服薬ボックス

②・③写真提供:株式会社シンリョウ

図・写真　飲み忘れ・飲み間違いを防ぐための工夫

## 3) 服薬の継続を促す工夫

「服薬しやすくする工夫」や「飲み忘れ・飲み間違いを防ぐための工夫」により,患者さんが服薬しやすい環境を整えることは,服薬を継続する上で重要です.さらに,服薬した時に管理表にチェック(✓)等をつけてもらう(小児の場合はシール等を渡しておいて貼ってもらう)ことで服薬状況を視覚化したり,それを医療関係者が確認して患者さんにフィードバックするなど,患者さんの服薬意欲を保つための工夫も有効な方法です.

第Ⅰ章　薬剤業務の基礎

---

**column**　　　　　　　　　　　**PTP**

　PTPとはpress through packageの略で，薬を包装する方法の一つです．錠剤やカプセル剤をプラスチックとアルミで挟んだシート状の形をしており，プラスチック部分を強く押すことでアルミが破れ，薬が1錠ずつ取り出される仕組みになっています．破損防止と清潔な状態を保つ以外に，薬剤と外気の接触を防ぐことで吸湿や紫外線などによる変質を防止する役目があります．しかし，高齢者や乳幼児では，薬をPTPシートごと誤飲してしまう重大な事故が稀に発生しています．このような事故は，PTPシートを1錠ずつ切り離すことに起因している場合が多いので，1錠ずつの切り離しは避けてください．例えば，○○錠を21錠取り揃える際は，「10錠のシート2枚と1錠」ではなく，「10錠のシート1枚，8錠に切り取ったシートと3錠に切り取ったシート」にするなどの工夫が重要です．

---

### ❷ 服薬時間

　服薬時間（服薬タイミング）を患者さんに指示する時，「食後」，「食前」，「頓服」などの用語が使われます．表に各用語の正しい服薬時間（服薬タイミング）とその理由・よく使用される薬をまとめました．

表　服薬時間（服薬タイミング）を示す用語

| 用語 | 服薬時間（服薬タイミング） | 理由・よく使用される薬 |
|---|---|---|
| 起床時 | 朝起きてすぐ | 食事や他の薬の影響を避けるため |
| 食前 | 食事の約30分前 | 食事の影響を避けるため<br>食事による症状（吐き気）を抑える薬 |
| 食直前 | 「いただきます」の直前 | 食事による症状（血糖値上昇）を抑える薬 |
| 食直後 | 「ごちそうさま」の直後 | 食事と混ざることで吸収を良くするため |
| 食後 | 食後の約30分後 | 薬による胃への刺激を抑えるため<br>飲み忘れを防ぐため |
| 食間 | 食後の約2時間後 | 食事の影響を避けるため |
| 寝る前 | 就寝の約30分前 | 睡眠中に作用させる睡眠薬や便秘薬 |
| 時間指定 | 決められた時刻 | 薬の血中濃度を一定に保つため |
| 頓服 | 症状が出た時 | 症状を速やかに抑えるため |

　薬の中には，身体に吸収される際に食事の影響を受けるものがあります．また，薬の効果が発揮される時間に合わせて服薬タイミングが指定されている場合もあります．服薬タイミングが薬の効果や副作用に大きな影響を及ぼす場合，薬剤師は患者さんへの服薬指導の際，服薬を忘れた時の対処方法についても説明することがあります．例えば，食事を1日2回しか摂らない患者さんで，「1日3回，食後に服用」の用法指示がある場合，食事を抜いた時間頃にも服薬するように指導します．しかし，血糖値を下げる薬などの場合には危険ですので，個別に薬剤師に相談する必要があります．

### ❸ まとめ

　患者さんに正しく薬を飲んでもらい，薬物治療の有効性と安全性を確保するために，個々の患者さんに合わせてさまざまな服薬方法の工夫が取り入れられています．また，服薬時間（服

**3 調 剤**

薬タイミング）を示す用語や，その時間が指定される理由について知っておくと，薬剤業務補助をする際に役立つこともあります．薬剤業務補助者も医療関係者の１人として，患者さんの正しい服薬を支えることに貢献してもらえればと思います．

## 5 院内製剤

### ❶ 院内製剤とは

院内製剤は「患者の病態やニーズに対応するために，医師の求めに応じ，薬剤師が調製した薬剤であり，それぞれの医療機関で全て消費されるもの」と定義されています[1]．簡単に言えば，「入院・外来患者のために薬剤師が製造した薬剤で，市販されていないもの」ということになります．

院内製剤は，原料や使用目的などによって大きく３つに分類されています（表）[2]．

表　院内製剤の分類

---

**クラスⅠ**
① 医薬品を原料とし，治療・診断目的で使うが，当該医薬品の承認範囲外で使用し，人体への侵襲性が高いもの（例：医薬品を材料として製造した注射剤）．
② 医薬品以外の物（試薬など）を原料とし，治療・診断目的で，人を対象として使用するもの（例：試薬を原料として製造した注射剤）．

**クラスⅡ**
① クラスⅠの①に準ずるが，人体への侵襲性が低いもの（例：医薬品を投与するため，注射→内服など，承認外の投与経路に変更した薬剤）．
② クラスⅠの②に準じ，人を対象とするが，治療・診断目的ではないもの（例：手術時のマーキング剤）．

**クラスⅢ**
① 医薬品を原料とし，治療目的で使うが，当該医薬品の承認範囲内で使用するもの（例：軟膏の混合）．
② クラスⅡの②に準ずるが，人を対象としないもの（例：組織保存液）．

---

なお，クラスⅠ及びクラスⅡの院内製剤については，当該医療機関の倫理委員会等の承認が必要であり，さらにクラスⅠについては，患者さんに対する文書による説明と同意（インフォームド・コンセント）が必要となります．また，クラスⅡについては，患者さんに対する説明方法と同意書の要・不要に関し，当該医療機関の倫理委員会等の指示に従う必要があります．

### ❷ 院内製剤のあり方

院内製剤は，使用する医師ならびに製造する薬剤師が使用責任と製造責任を負い，当該医療機関の施設長が最終責任を負うことになります．また，院内製剤を製造する際には，製造する環境の整備が必要となります．つまり，実際に院内製剤を製造する場所の整備，作業マニュアルの作成，製造記録の保管，倫理委員会等への申請，原材料・使用器具（容器含む）・使用機器・製造品の品質の担保，製造品の管理体制の整備，使用記録の保管など，さまざまな事項が求められます[2,3]．

これらの条件を整備するのは非常に難しく，可能であれば別の医薬品などで代替することが

# 第Ⅰ章 薬剤業務の基礎

望ましいといえます．しかし，患者さんの病態などによって，どうしても院内製剤を製造する必要がある場合は，先述したような環境を整備した上で，院内製剤を製造することが強く望まれます．

---

**column** 　　「毒薬・劇薬」と「毒物・劇物」の違い

　「毒薬・劇薬」と「毒物・劇物」，似ていますがその取扱いは全く異なります．「毒薬・劇薬」は医薬品であり，その取扱いは「医薬品，医療機器等の品質，有効性及び安全性の確保等に関する法律」（薬機法）によって規定されています．「毒薬・劇薬」は普通の薬と比較してどちらも毒性が高いですが，毒薬は劇薬の10倍毒性が高い医薬品となります．それに加えて，中毒量と薬用量（治療に使う量）が非常に近いものは毒薬と指定されます．また，毒薬は専用の施錠できる保管庫に貯蔵・陳列しなければなりませんが，劇薬に関しては，他と区別して貯蔵・陳列する必要はありますが，施錠できなくても良いとされています．なお，毒薬は黒地に白枠，白字で品名及び「毒」の文字の表示（①）が必要で，劇薬は白地に赤枠，赤字で品名及び「劇」の文字の表示（②）が必要です．

　一方，「毒物・劇物」は医薬品以外の化学物質（例：工業薬品，農薬，試薬等）を指し，その取扱いは「毒物及び劇物取締法」によって規定されています．医療機関では院内製剤の製造などで使用されることが多く，やはり毒物の方が劇物よりも10倍毒性が高いです．毒物・劇物に関しては，双方とも専用の施錠できる保管庫に貯蔵・陳列しなければなりません．なお，毒物は赤地に白文字で「医薬用外毒物」，劇物は白地に赤文字で「医薬用外劇物」と表示（③）する必要があります．

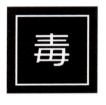 

　　①　毒薬　　　　　②　劇薬　　　　　③　毒物（上）・劇物（下）

毒薬・劇薬及び毒物・劇物の表示

---

### 参考文献

1) 田村善蔵：「平成2年度厚生行政科学研究報告書　保健医療における院内製剤の活用方策に関する研究」，日本病院薬剤師会雑誌，**27**，1185-1190，1991．
2) 日本病院薬剤師会：「院内製剤の調製及び使用に関する指針（Version 1.1）」（平成24年7月31日，令和5年1月28日一部改正）．
3) 上村直樹，平井みどり　編集：「新ビジュアル薬剤師実務シリーズ　下　調剤業務の基本［技能］第3版」，羊土社（東京），2017．

# 第 Ⅱ 章

# 薬剤業務補助者に
# 必要な知識と業務例

1 薬剤業務の補助業務

2 医療に関わる心構え

3 医療安全

4 薬剤業務補助者の業務例

# 1 薬剤業務の補助業務

## 1 薬剤師の仕事

### ❶ 病院

病院における薬剤師（病院薬剤師）は，以前は薬剤部内のエリアで医薬品管理や調剤などの業務に従事し，薬剤部外の病院内での活動はほとんど行っていませんでした．しかし現在では，院内の医療チームの一員として病院全体で医薬品を管理・供給し，医薬品の適正使用を推進するため，さまざまな場面で活躍しています．病院薬剤師の主な業務内容を以下に紹介します．

#### 1）（内外用薬・注射薬）調剤業務

医師が作成した処方箋に基づいて，内服剤，外用剤などを調剤・監査し，必要に応じて医師に疑義照会を行います．患者さんの薬歴やアレルギー歴などの情報を基に重複投薬や飲み合わせを確認し，不適切な処方の是正や，臨床検査値の情報を活用した適正な服用量への用量調整の提案など，個々の患者さんにとって最適の薬物治療を提供するために，薬剤師が関わっています．

#### 2）注射薬混合調製業務

高カロリー輸液や抗がん薬等の一部の注射薬について，薬剤部で無菌的環境下において混合調製（ミキシング）を行う業務です．

#### 3）院内製剤業務

市販されていない医薬品を，患者さんの病態やニーズに対応するため，医師の依頼に応じて薬剤師が調製・製造する業務です．患者さんを治療する上で必要であることが条件です．

#### 4）医薬品管理業務

薬剤部内だけでなく，院内の外来処置室や病棟，救急外来，手術室，放射線科などで使用される医薬品の購入，在庫管理，供給管理，使用管理，保管管理など，院内において必要な医薬品を適正に使用するための管理業務です．

#### 5）医薬品安全管理業務

医療現場では，誤った医療行為を実施したり，実施しそうになるミス（＝インシデント）が発生することがあります．特に，疾病の治療に医薬品が適切に使用されない場合には，期待する効果を得られないばかりか，重篤な副作用症状を引き起こしたり，時に致死的な状況に陥ることがあります．安心・安全な医療を提供するために，医薬品が関わるインシデントを事前に回避する対策や，インシデントが起こった場合には再発を防止するための対策の検討や周知・啓発活動を日々行っています．また，認められた疾患・用法・用量以外の用途で医薬品が使用されていないかの管理（適応外使用の管理）や，業務手順書の策定などにも関わっています．

## 1 薬剤業務の補助業務

### 6）医薬品情報（管理）業務

　医薬品情報（管理）業務を行う部署に医薬品情報室（DI（drug information）室）があります．医薬品情報室では，医師・看護師などの医療従事者からの薬の使用方法や副作用情報に関する質問に対して，薬剤師が医薬品の情報を提供し，医療従事者が正しい知識に基づいて医薬品を取り扱うことができるように支援します．また，製薬企業や公的機関から毎日のように提供される医薬品に関する最新情報を収集・整理し，院内の医療従事者に情報提供することも担当しています．院内の医療従事者から医薬品が関連した重篤な副作用の発生報告を受けた場合は，厚生労働省に直接報告するとともに，当該医薬品を使用中の患者さんを抽出し，被害が拡大しないように対策を講じます．さらに，医薬品の採用を審議する薬事委員会の運営を担っていたり，医師が薬をスムーズに処方できるように，電子カルテ処方オーダリングシステムの医薬品マスタの登録業務も担当します．最近では，保険薬局や他の医療機関から提供される患者情報を処理し，主治医に情報をフィードバックする地域医療連携業務の一旦も担います．

　このように，医薬品情報（管理）業務は，医薬品を適正に使用するために必要な医薬品に関する情報を一元的に管理する業務です．

### 7）TDM（治療薬物モニタリング）業務

　抗菌薬，免疫抑制薬，抗てんかん薬などの医薬品では，薬の効果や副作用を判定・防止するために，医薬品の血液中濃度（血中濃度）を測定します（therapeutic drug monitoring：TDM（治療薬物（薬物血中濃度）モニタリング））．血液中の薬の濃度の測定は，検査部で実施している場合と薬剤部で実施している場合があり，施設により異なります．また，院内で測定ができない場合は，検査会社に外注して測定を実施する場合もあります．

　薬剤師は，得られた血中濃度の結果から，患者さんごとに異なる腎臓や肝臓の臓器機能の状態や併用している薬の影響なども考慮して，個々の患者さんに最適な薬の用法・用量を設計し，薬の投与方法を医師に提案します．

　例えば，得られた血中濃度の数値が低く，期待する薬の効果が得られていないと判断した場合は，1回あたりの投薬量を増量するか，1日あたりの投与回数を増やすことによって（1回の投与量は据置）薬を増量します．逆に，血中濃度の数値が高く，医薬品の副作用が生じる可能性が高いと判断した場合は，1回あたりの投薬量を減らしたり，投与する頻度を減らして薬を減量します．

　薬剤師の提案を基に，用法・用量が変更となった場合は，再度血中濃度を測定して，目標とする濃度に到達したかどうかを確認します．TDM業務は，薬の効果を最大限に引き出し，副作用を低減するための重要な業務といえます．

### 8）病棟業務[1]

　薬剤師が行う病棟業務には，「薬剤管理指導業務」と「病棟薬剤業務」の2つがあります．「薬剤管理指導業務」は主に投薬（患者さんが薬を受け取ること）後に患者さんに対して行う業務のことを指し，「病棟薬剤業務」は主に投薬前までに薬剤師が行う業務のことを指します．具体的な業務の内容を以下に示しますが，この2つの業務は連動しており，厳密な区別が付けづらいものですが，患者さんに対して医薬品を適正に使用するためのきわめて大切な薬剤師の仕事といえます．

77

第Ⅱ章　薬剤業務補助者に必要な知識と業務例

① 薬剤管理指導業務

　入院患者の薬歴（これまでの薬の投薬状況）や新たに処方された薬剤の内容を確認します．その後，新たに始まる内服薬や治療に使用する注射薬などについて説明・指導を行います．時には，医師が指示した服薬タイミングに，患者さんが指示された量を問題なく服薬できているかを確認したり，薬の効果や副作用の状況を確認することもあります．また，退院後に継続して内服する薬剤がある場合，その薬について管理方法などを含めて説明・指導を行います．

　患者さんに薬について説明・指導する際には，患者さんが正しく薬を内服したり，自己注射したりできるように，患者さんの理解力に応じて分かりやすい用語や言葉を使って，説明・指導することが大切です．患者さんが薬を使用する目的や，使用方法を正しく理解することで，入院中だけでなく，退院後も適切な薬物治療を継続することにつながります．

② 病棟薬剤業務

　多くの病院の入院病棟には，病棟ごとに担当の薬剤師が配置されています．病棟の担当薬剤師は，入院患者の面談を行い，持参薬の確認や入院中の処方設計・提案を実施します．さらに，薬剤の効果及び副作用発現状況の確認のために病棟ラウンド（病棟や病室内の見回り）を実施します．医薬品による副作用を発見した場合は，医師に情報提供を行い，副作用対策について検討を行います．

　また，患者さんの治療方針について検討を行う病棟カンファレンスや患者回診に参加することによって，患者さんの情報を収集し，薬物療法について提案を行ったり，医薬品の情報に関する事柄について密に医療スタッフとコミュニケーションを図ります．

　これらの病棟薬剤業務を実施することの目的には，医療従事者の負担軽減，医薬品の適正使用の推進による治療効果の向上と副作用の防止による患者利益への貢献，医薬品に関連したインシデント・アクシデントの減少，チーム医療の推進などがあります．

## 9) 治験薬管理業務

　新規医薬品・医療機器の研究開発において，ヒトを対象として製造販売承認を得るための臨床試験のことを「治験」といいます．治験全般をサポートする治験コーディネーターは，CRC (clinical research coordinator) とも呼ばれていて，国家試験等による認定資格ではないため，主に薬剤師や看護師等の資格を有する者が従事する場合が多いです．医療機関において，治験を実施する医師（治験責任医師・分担医師）の指示のもとに，医学的判断を伴わない業務や，治験に関わる事務的業務，治験を実施するチーム内の調整等，治験業務全般をサポートします．この治験の中で最も重要とされる治験薬は，原則として薬剤師が管理することが

---

**column**　　　　　　　　**白ラベルと白箱**

　製造販売後臨床試験で，二重盲検試験（どれが治験薬あるいは偽薬（プラセボ）なのかが医師にも患者（被験者）にも判らないようにすること）等を行う際に，薬剤を同定できないようにするため，コード等のみが印刷された白っぽい地味なラベルを用います．このようなラベルを「白ラベル」といいます．また，白い箱に包装されますので，治験薬（あるいはプラセボ）の入った箱を「白箱」と呼びます．

法令で定められています．

### 10）手術部における薬品管理業務

手術の際に使用される麻薬や麻酔薬などの医薬品管理を手術部で行う業務です．手術中に使用された医薬品と，その薬剤によるアレルギー症状の有無を確認します．さらに，手術後の患者さんの状況（特に，痛み）の確認など，手術中から手術後にかけての薬物治療の適正化のために，他の医療従事者と連携しながら薬剤師の専門性を発揮しています．

### 11）薬剤師外来

外来患者の薬物治療の適正化を目的として行う業務です．具体的には，副作用のモニタリングや処方提案，服薬指導などです．さまざまな薬剤師外来が多くの病院で展開されていますが，最もポピュラーなものはがん患者に対する薬剤師外来と入院前外来です．これらでは，外来がん患者における抗がん薬治療の副作用モニタリングや服薬状況の確認，手術予定患者の入院前の常用薬（疾病の治療のために服用中の薬剤やサプリメント，市販薬等）を確認し，手術前に休薬が必要な薬剤のチェックを行います．その他，吸入療法の適正化のための吸入指導などを実施する吸入薬外来も多くの病院で開設されています．

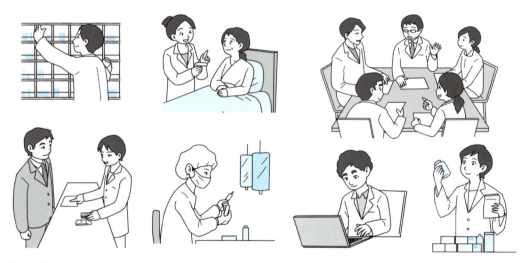

図　病院薬剤師の仕事

## ❷ 薬局[2)]

保険薬局における薬剤師の主な業務は，次のとおりです．本書では項目のみ示しますので，詳細については，薬局業務に関する成書を参考にしてください．

- ①　処方箋受付業務（処方箋受取り，保管）
- ②　患者情報の収集（患者がかかっている医療機関や服用薬の一元的・継続的な把握）
- ③　処方内容チェック（多剤投薬・重複投薬・飲み合わせ等の確認）
- ④　処方監査
- ⑤　医師への疑義照会
- ⑥　調剤
- ⑦　薬袋の作成

第Ⅱ章　薬剤業務補助者に必要な知識と業務例

⑧　診療報酬の算定（レセプト請求）

⑨　調剤監査

⑩　薬剤の交付

⑪　服薬指導

⑫　医薬品の在庫管理

⑬　リフィル指示された処方箋（リフィル処方箋）への対応

⑭　在宅訪問での薬学管理

⑮　調剤後のフォローアップ

（ア）　患者の状態の確認と把握

（イ）　服薬アドヒアランスの確認

（ウ）　副作用モニタリング

（エ）　問題が生じた場合は医療機関への受診勧奨

（オ）　フォローアップ内容についての医療機関へのフィードバック

⑯　ポリファーマシーへの対応

⑰　医療計画における5疾病（がん，脳卒中，心筋梗塞等の心血管疾患，糖尿病，精神疾患）・6事業（救急医療，災害医療，周産期医療，小児医療，へき地医療，新興感染症対応）及び在宅医療への対応

⑱　薬剤レビュー（患者にとって必要な医薬品を検討し，それらの有効性，安全性を最大限に高め，患者の健康状態を改善すること）

⑲　医療機関への受診勧奨

⑳　他職種，病院薬剤師との連携

㉑　退院時カンファレンスへの参加

㉒　健康サポート業務

（ア）　セルフケア，セルフメディケーションの支援

（イ）　要指導・一般用医薬品の情報提供

（ウ）　患者や地域住民からの医薬品等に関する相談や健康相談への対応


参考文献

1）日本病院薬剤師会：「薬剤師の病棟業務の進め方（Ver.1.2）」（平成28年6月4日）．
2）厚生労働省医薬・生活衛生局総務課長：「『患者のための薬局ビジョン』の策定について」（平成27年10月23日薬生総発1023第3号）．


# 2 薬剤業務補助者のできること・できないこと

## ❶ 医療職の独占業務

　医師，看護師，薬剤師などの国家資格を有する職種のいくつかには，法律で定められた独占業務があります．つまり，その職種にしかできない業務があるということです．例えば，診察は医師にしかできませんし，薬の処方も医師にしかできません．医師法では次のように規定されており，医師以外の者は医業ができないとしています．

**1 薬剤業務の補助業務**

> **医師法**
> **第17条** 医師でなければ，医業をなしてはならない．

「医業」とは，当該行為を行うにあたり，医師の医学的判断及び技術をもってするのでなければ人体に危害を及ぼし，または危害を及ぼすおそれのある行為（医行為）を，反復継続する意思をもって行うこととされています．したがって，救命の現場に居合わせた一般市民が除細動器（AED）を用いることなどは，一般的に反復継続性が認められないことから許容されています．

では，看護師はなぜ注射などができるのでしょうか？看護師の独占業務に関しては，保健師助産師看護師法で次のように規定されており，看護師でなければできない業務として，「療養上の世話又は診療の補助」を定めています．

> **保健師助産師看護師法**
> **第5条** この法律において「看護師」とは，厚生労働大臣の免許を受けて，傷病者若しくはじよく婦*に対する療養上の世話又は診療の補助を行うことを業とする者をいう．
> **第31条第1項** 看護師でない者は，第5条に規定する業をしてはならない．（以下略）
> *出産後間もない女性，産褥期にある女性．

また，看護師は保健師助産師看護師法第37条により，医師の指示の下で診療の補助として医行為を行うことができます．

> **保健師助産師看護師法**
> **第37条** 保健師，助産師，看護師又は准看護師は，主治の医師又は歯科医師の指示があつた場合を除くほか，診療機械を使用し，医薬品を授与し，医薬品について指示をしその他医師又は歯科医師が行うのでなければ衛生上危害を生ずるおそれのある行為をしてはならない．（以下略）

看護師が行うことのできる診療の補助（医行為）は，時代によって変化しています．これは法律が変わるのではなく，解釈が変更となることにより，実施できる診療の補助（医行為）の内容が変わるためです．例えば，以前は看護師による静脈注射は実施不可能でしたが，「新たな看護のあり方に関する検討会中間まとめ」（平成14年9月6日）における「看護知識の増大，看護技術の発達，看護教育の高度化等により看護師等の知識・技能は大きく向上してきている．一方，医療に対する国民のニーズは拡大・多様化し，看護師等に期待される役割は拡大しつつある」との見解をふまえ，同年に発出された「看護師等による静脈注射の実施について」（平成14年9月30日医政発第0930002号厚生労働省医政局長通知）により，看護師の静脈注射の実施が可能となりました．

このように看護師は，医師の指示に基づいて診療の補助（医行為）を行うことができるとされています．他方，薬剤師は，医師の指示に基づいて診療の補助（医行為）を行う職種ではなく，独立して医師の処方を監査する業務（独占業務）として「調剤」が薬剤師法により定められています．このため，看護師と医師の関係と薬剤師と医師の関係は少し異なります（図1）．

第Ⅱ章　薬剤業務補助者に必要な知識と業務例

> **薬剤師法**
> **（調剤）**
> **第19条**　薬剤師でない者は，販売又は授与の目的で調剤してはならない．（以下略）

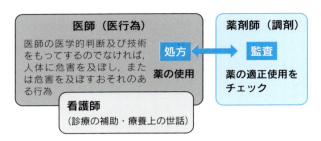

図1　医師，看護師，薬剤師の役割

　医師，看護師，薬剤師の各職種における独占業務の内容は必ずしも全てが明確ではなく，看護師の静脈注射の例のように，その境界線は時代によって多少変化が生じます．タスクシェア/シフトの推進とは，これらを整理しながら，独占職種以外でも適切に業務を実施できるようにすることともいえるでしょう．グレーゾーンを整理するために，厚生労働省から通知が発出されたり，医師会をはじめとする職能団体等で業務を整理する手順書が公表されることがあります．また，先進的にタスクシェア/シフトに取り組む医療機関が新たな業務を実施した場合，それが論文発表される場合もあります．いずれにしても，新しい業務を展開する場合は，他職種の医療従事者と十分に意見交換を行って，病院のガバナンスと患者さんの安全管理を徹底した上で実施し，その成果を客観的に評価することが重要です．

## ❷ 現行法律下で実施可能な医師から薬剤師へのタスクシェア/シフト

　2010（平成22）年に「医療スタッフの協働・連携によるチーム医療の推進について」（平成22年4月30日医政発0430第1号厚生労働省医政局長通知）という通知が発出されました．この通知では，医師から他職種へのタスクシェア/シフトを推進するために，さまざまな職種の活用について具体例が挙げられており，例えば，薬剤師を積極的に活用することが可能な業務として，次のように示されています（表1）．

　その後，厚生労働省は「医師の働き方改革を進めるためのタスク・シフト/シェアの推進に関する検討会」を開催（令和元年10月23日（第1回）〜令和2年12月11日（第7回））し，医師以外の医療従事者ができる行為の具体例などを示しています．また，議論の基本的な考え方において，「医行為にあたる業務のタスク・シフト/シェアについては，医師の指示の下で行われることを前提として，医療の質や安全性を担保しながら，推進していくことが重要である」としています．

　これまで薬剤師の業務は，医師の処方をチェック（監査）することが主な業務でした．しかし，「医療スタッフの協働・連携によるチーム医療の推進について」にあるように，医師が処方する前に，処方内容の提案を行うことが薬剤師の積極的に実施すべき業務として明示され，このことが医師の処方業務の負担軽減につながりました．また，事前に作成・合意されたプロトコルに基づいて医師等と協働して薬剤の種類や投与量等の変更を実施することは，毎回医師

**1　薬剤業務の補助業務**

表1　薬剤師を積極的に活用することが可能な業務

① 薬剤の種類，投与量，投与方法，投与期間等の変更や検査のオーダについて，医師・薬剤師等により事前に作成・合意されたプロトコルに基づき，専門的知見の活用を通じて，医師等と協働して実施すること．
② 薬剤選択，投与量，投与方法，投与期間等について，医師に対し，積極的に処方を提案すること．
③ 薬物療法を受けている患者（在宅の患者を含む．）に対し，薬学的管理（患者の副作用の状況の把握，服薬指導等）を行うこと．
④ 薬物の血中濃度や副作用のモニタリング等に基づき，副作用の発現状況や有効性の確認を行うとともに，医師に対し，必要に応じて薬剤の変更等を提案すること．
⑤ 薬物療法の経過等を確認した上で，医師に対し，前回の処方内容と同一の内容の処方を提案すること．
⑥ 外来化学療法を受けている患者に対し，医師等と協働してインフォームドコンセントを実施するとともに，薬学的管理を行うこと．
⑦ 入院患者の持参薬の内容を確認した上で，医師に対し，服薬計画を提案するなど，当該患者に対する薬学的管理を行うこと．
⑧ 定期的に患者の副作用の発現状況の確認等を行うため，処方内容を分割して調剤すること．
⑨ 抗がん剤等の適切な無菌調製を行うこと．

が処方することなく，決まったプロトコルの中で薬剤師が協働して薬物治療を担うものであり，プロトコルに基づく薬物治療管理（protocol based pharmacotherapy management：PBPM）と呼ばれています．このように薬剤師は，これまでの処方の監査者から提案者，そして実施者へと業務の幅が大きく広がるとともに，その責任も大きくなりました（図2）．

**監査者**（処方チェック）
⟶　**提案者**（処方提案）
⟶　**実施者**（PBPM）

図2　薬剤師業務の変化

　なお，先述した「医師の働き方改革を進めるためのタスク・シフト/シェアの推進に関する検討会」報告書の中でも，PBPM に関して「患者の状態を適切に把握した上で，医師と関係職種で事前に合意されたプロトコルに基づいて診療の補助を行う際に，必ずしも実施前に再度医師の確認を求める必要がないことから，『あらかじめのプロトコル』を定めておくこと等は，医師の指示の効率的な活用となり，タスク・シフト指示の効率的な活用となり，タスク・シフト/シェアを推進する上で非常に重要である」としています．

### ❸ 薬剤業務補助者が実施可能な業務

　調剤は，薬剤師の独占業務として薬剤師法で定められているため，それ以外の者が行うことはできません．他方で，さまざまな調剤補助の装置や機器が開発され，薬剤師の調剤業務をサポートしています．例えば，薬袋を印字したり，粉薬を分包したり，一包化したり，注射薬をトレイに取り揃えたりといった業務は，すでに多くの病院や薬局において，こうした装置や機器のサポートなしには実施できないくらいになっています．

　では，装置や機器が調剤補助を行って良いのに，薬剤師以外の者が調剤補助をしてはいけないのでしょうか？これについては，薬剤師の業務も機械化と並行して人へのタスク・シェア/

## 第Ⅱ章　薬剤業務補助者に必要な知識と業務例

シフトが進められており，薬剤師以外の者（薬剤業務補助者）が「調剤の補助業務」を行うことが可能となっています．

　また，保険薬局に対しての通知ですが，2019（平成31）年に薬剤業務補助者が薬局で実施可能な業務について規定した「調剤業務のあり方について」（平成31年4月2日薬生総発0402第1号厚生労働省医薬・生活衛生局総務課長通知）が発出されました（通知発出日にちなみ「0402通知」と呼ばれています）．0402通知では，薬剤師が調剤に最終的な責任を有するということを前提として，薬剤業務補助者が，どういう業務を，どのようにして実施できるかを定めています（表2）．薬剤業務補助者自身も「資格なしで薬に触って良いのか？」と不安に思うかもしれませんが，この通知の範囲であれば問題はありません．なお，病院において必ずしも合意されているわけではありませんが，先述した「医師の働き方改革を進めるためのタスク・シフト/シェアの推進に関する検討会」報告書で示されている医行為についての提言「医行為にあたる業務のタスク・シフト/シェアについては，医師の指示の下で行われることを前提として，医療の質や安全性を担保しながら，推進していくことが重要である」の「医行為」を「薬剤師業務」，「医師」を「薬剤師」に置き換えて考えることも可能かと思われます．

**表2　薬剤業務補助者が実施可能な業務**

1　調剤に最終的な責任を有する薬剤師の指示に基づき，以下のいずれも満たす業務を薬剤師以外の者が実施することは，差し支えないこと．なお，この場合であっても，調剤した薬剤の最終的な確認は，当該薬剤師が自ら行う必要があること．
・当該薬剤師の目が現実に届く限度の場所で実施されること
・薬剤師の薬学的知見も踏まえ，処方箋に基づいて調剤した薬剤の品質等に影響がなく，結果として調剤した薬剤を服用する患者に危害の及ぶことがないこと
・当該業務を行う者が，判断を加える余地に乏しい機械的な作業であること
2　具体的には，調剤に最終的な責任を有する薬剤師の指示に基づき，当該薬剤師の目が届く場所で薬剤師以外の者が行う処方箋に記載された医薬品（PTPシート又はこれに準ずるものにより包装されたままの医薬品）の必要量を取り揃える行為，及び当該薬剤師以外の者が薬剤師による監査の前に行う一包化した薬剤の数量の確認行為については，上記1に該当するものであること．
3　「薬剤師以外の者による調剤行為事案の発生について」（平成27年6月25日付薬食総発0625第1号厚生労働省医薬食品局総務課長通知）に基づき，薬剤師以外の者が軟膏剤，水剤，散剤等の医薬品を直接計量，混合する行為は，たとえ薬剤師による途中の確認行為があったとしても，引き続き，薬剤師法第19条に違反すること．ただし，このことは，調剤機器を積極的に活用した業務の実施を妨げる趣旨ではない．
4　なお，以下の行為を薬局等における適切な管理体制の下に実施することは，調剤に該当しない行為として取り扱って差し支えないこと．
・納品された医薬品を調剤室内の棚に納める行為
・調剤済みの薬剤を患者のお薬カレンダーや院内の配薬カート等へ入れる行為，電子画像を用いてお薬カレンダーを確認する行為
・薬局において調剤に必要な医薬品の在庫がなく，卸売販売業者等から取り寄せた場合等に，先に服薬指導等を薬剤師が行った上で，患者の居宅等に調剤した薬剤を郵送等する行為
5　薬局開設者は，薬局において，上記の考え方を踏まえ薬剤師以外の者に業務を実施させる場合にあっては，保健衛生上支障を生ずるおそれのないよう，組織内統制を確保し法令遵守体制を整備する観点から，当該業務の実施に係る手順書の整備，当該業務を実施する薬剤師以外の者に対する薬事衛生上必要な研修の実施その他の必要な措置を講じること．

　このように0402通知では，薬剤業務補助者が実施可能な「調剤の補助業務」が明示されており，例えば，処方箋に記載された医薬品（PTP（press through package）シートまたはこれに準ずるものにより包装されたままの医薬品）の必要量を取り揃える行為，納品された医薬

# 1 薬剤業務の補助業務

品を調剤室内の棚に納める行為等は，薬剤業務補助者での実施が可能としています．すなわち，これらの行為は調剤業務ではなく，あくまで「調剤の補助業務」ということです．一方，軟膏剤，水剤，散剤等の医薬品を直接計量，混合する行為は，薬剤師法第19条に違反するとしています（薬剤業務補助者が実施する業務の具体例については，第Ⅱ章の1「3　基本的な補助業務」及び第Ⅱ章の「4　薬剤業務補助者の業務例」参照）．

さらに0402通知では，薬剤業務補助者が実施する業務に関して手順書の整備や，薬剤業務補助者への研修等の実施についても示しています．薬を扱うので当然ですが，「何でもOK」，「誰でもOK」というわけではありません．きちんと手順を定めて，薬剤業務補助者には教育・研修を行うことが必要です．

## 3 基本的な補助業務

「調剤業務のあり方について」（平成31年4月2日薬生総発0402第1号厚生労働省医薬・生活衛生局総務課長通知）によると，次の3つの条件を満たす業務は薬剤師以外の者（薬剤業務補助者）が行っても良いとされています．

① 薬剤師の目が現実に届く限度の場所で実施される作業．
② 薬剤の品質等に影響がなく，患者に危害の及ぶことがない作業．
③ 業務を行う者が判断する必要のない機械的な作業．

なお，これら全てを満たす場合であっても，調剤した薬剤の最終的な目視での確認は，薬剤師自らが行う必要があるとされているため，最終チェックが可能な業務に限られます．すなわち，薬剤調製では，散剤，水剤，軟膏剤を計り取るような調剤（計量調剤）は，薬剤業務補助者は行うことができません．

また，各業務について安全性を担保するためには，誰もが同じように作業できるよう手順を

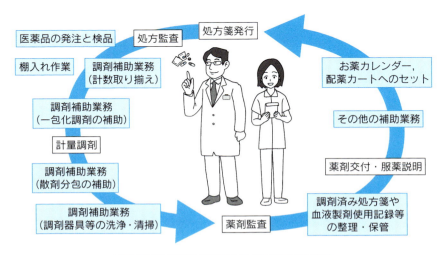

※青色部分が薬剤業務補助者が担当可能な業務．

図1　調剤の流れと薬剤業務補助の例

第Ⅱ章 薬剤業務補助者に必要な知識と業務例

定めて，薬剤業務補助者用の手順書（マニュアル）を各施設で作成する必要があります．以下に調剤関連の各作業（図1）について，注意点を簡単に述べていきます．

### ❶ 医薬品の発注と検品

　医薬品を請求書等の記載どおりに医薬品卸業者に発注することや，医薬品卸業者から納入された医薬品を検品する際には，医薬品名の3要素である「名称＋剤形＋規格」をよく確認します（図2）．

　また，発注された数量と納入された数量に相違がないかチェックし，医薬品の外箱等に記載されている使用期限についても，十分な使用期間があることを確認します．

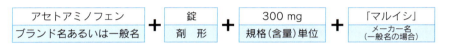

名称とはブランド名（例：カロナール）あるいは後発医薬品（ジェネリック医薬品）については，一般名（アセトアミノフェン）＋「メーカー名」が基本

（例）
カロナール錠300
アセトアミノフェン錠300 mg「JG」
アセトアミノフェン錠300 mg「マルイシ」

図2　医薬品名の3要素「名称＋剤形＋規格」

### ❷ 棚入れ作業

　棚入れ作業とは，納品された医薬品を薬剤部内の決められた調剤棚に収納する作業（外箱を開封して収納することも含む）のことです．内服薬や注射薬の棚入れは，薬剤業務補助者が行うことができますが，その場合も，医薬品名の3要素（名称＋剤形＋規格）が正しいことをよく確認して，決められた棚や引き出し等に納めます．同じ名称・剤形であっても，複数の規格が採用されていることがあります（例えば，カロナール錠300とカロナール錠500など）．機械照合（ピッキングサポートシステム）等の機器（携帯情報端末（personal digital assistant：PDA））がある場合は，指示書と医薬品バーコードを照合することで，取り違えのミスを最小にすることができるので，必ず使用してください（写真1）．

　なお，医療用医薬品のうち，麻薬や覚醒剤原料，あるいは払い出し時に記帳を要する向精神

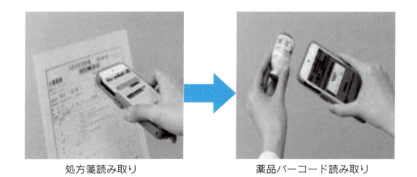

処方箋読み取り　　　　　　　薬品バーコード読み取り

写真1　PDAを用いた機械照合の例

**1 薬剤業務の補助業務**

薬及び毒薬の棚入れ作業は，薬剤師が行う必要があります．

### ❸ 調剤補助業務

#### 1）計数取り揃え

　計数取り揃えとは，最終形態として製品化された内服薬（PTP 包装された錠剤やカプセル剤），点眼薬，軟膏・クリーム剤，パップ剤や，注射剤（アンプル，バイアル，バッグ製剤）を処方箋や指示書どおりに，正しい医薬品を正しい数だけ取り揃えることで，ピッキングとも呼ばれます．先述した棚入れ作業と同様，麻薬，覚醒剤原料，払い出し時に記帳を要する向精神薬及び毒薬の取り揃えは，薬剤業務補助者は行うことができません．

　調剤棚のケースごとに番号を付け，処方箋等にも棚番を表示することで，薬品名ではなく，記号を頼りに薬剤を特定できるようになります．また，正しい薬剤であることを確認するためには，薬品名の 3 要素（名称＋剤形＋規格）の全てが正しいことを必ず確認し，PDA 等による機械照合が可能な場合は，必ず使用してください．

　また，正しい数であることを確認する際には，1 シートに入っている薬剤数は 10 錠とは限らず，7 錠シートや 21 錠シートの場合もあるので注意が必要です（写真 2）．同様に，1 箱に入っている薬剤の数も思い込みをせず，外箱を開けて目視するか，外箱の記載数を確認してください．

　使用時に薬剤を溶解して使用する点眼薬や，使用説明書が必要な医薬品もありますので，それらも忘れずに添付してください．

　処方内容の変更等によって，すでに病棟等に払い出されたものが返品された場合は，使用済みでないか，破損等がないかといった外観についてもよく観察する必要があります．

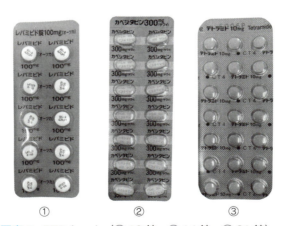

写真 2　PTP シート（① 10 錠，② 14 錠，③ 21 錠）

#### 2）一包化調剤の補助

　一包化調剤とは，患者さんの飲み忘れや飲み間違いを防ぐことを目的として，同時に服用する錠剤をシートから外してバラの状態にし，1 つの袋に充填することです（写真 3）．多くの医療施設では自動錠剤包装機を使用しており，市販されているバラ包装の製剤（シートから外した状態のバラの錠剤がボトルに入っています）の自動錠剤包装機への補充にあたっ

87

第Ⅱ章　薬剤業務補助者に必要な知識と業務例

て，機械照合を行う場合には，薬剤業務補助者が行うことができます．

一方で，PTPシートから錠剤等を押し出す作業（脱PTP作業）や，錠剤を1錠ずつ手作業で手撒き錠剤アダプター（detachable tablet adapter：DTA）にセットする作業は，ミスが起こりやすく，後から確認することも困難であるため，薬剤師が行います（写真4）．

自動PTPシート払い出し装置や，全自動調剤機器，自動注射薬払い出し装置（アンプルピッカー）への薬剤補充は，機械照合を行う場合や薬剤師のダブルチェックがある場合には，薬剤業務補助者が行うことができます．

いずれにしても，こうした機器への薬剤の補充にあたっては，ミスなく行うためにも別の作業を同時に行わないようにすることが肝要です．

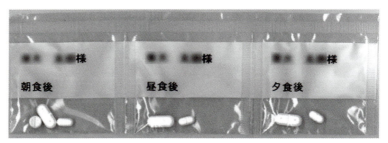

写真3　一包化調剤

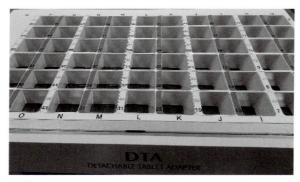

写真4　DTA

### 3）散剤分包の補助

薬剤師が計り取った散剤を，分包機を用いてできるだけ等分になるよう，決められた数に分けて包装する作業については，薬剤業務補助者が行うことができます（写真5）．ただし，発がん性や催奇形性があるなど，危険性を伴う医薬品や，分包誤差が出やすい少量の医薬品の分包は，薬剤師が行います．分包機のターンテーブルの回転スピードが速すぎたりすると，分包誤差が生じやすいので注意する必要があります．また，2種類以上の異なった剤形（散剤と顆粒剤など）の薬を等分にする際は，先に散剤を分けた後で，顆粒剤を分ける必要があります（これを「二度撒き」といいます）ので，手順について薬剤師とよく相談し，作業を行ってください．

**1 薬剤業務の補助業務**

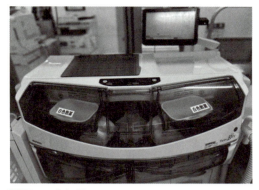

写真5 分包機

### 4) 調剤器具等の洗浄・清掃

調剤の際に使用した調剤器具（薬さじ，乳鉢，乳棒，メートグラスなど）の洗浄を，薬剤業務補助者が行うことは可能です（写真6）．ただし，発がん性や催奇形性があるなど，危険性を伴う医薬品を使用した器具は，分かるように表示し，決められた手順に従って注意して扱う必要があります．調剤室等の清掃や一般ゴミの回収も薬剤業務補助者が行いますが，注射針や血液・体液等が付着した感染性廃棄物の取扱い時には，手袋及びマスクを着用するなどの防護策（バイオハザード対策）が必要です（写真7）．

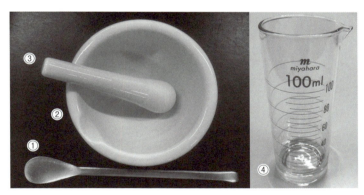

写真6 調剤器具（①薬さじ，②乳鉢，③乳棒，④メートグラス）

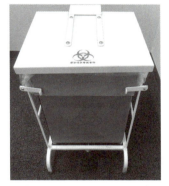

写真7 感染性廃棄物処理容器
感染性廃棄物と分かるようにバイオハザードマークを表示．

### ❹ お薬カレンダー，配薬カートへのセット

お薬カレンダーとは，患者さんの飲み忘れや飲み間違いを防ぐことを目的に，日付と用法ごとに薬剤をポケットに入れて管理できるカレンダーのことで，薬剤業務補助者が調剤済みの薬剤をお薬カレンダーにセットすることは可能です（写真8）．

また，配薬カートは，患者さんの薬を患者別・時間別に管理できるカートのことで，看護師等が患者さんのベッドサイドに配薬する際に使用しますが，薬剤業務補助者が調剤済みの薬剤を配薬カート等にセットすることは可能です（写真9）．配薬カートには専用のトレーが付いていて，それがさらに細かくケースごとに分かれており，一つひとつのケースに薬を収納でき

89

第Ⅱ章　薬剤業務補助者に必要な知識と業務例

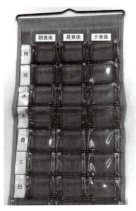

写真8　お薬カレンダー

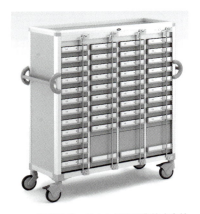

写真提供：サカセ化学工業株式会社
写真9　配薬カート

るようになっています．

### ❺ 調剤済み処方箋や血液製剤使用記録等の整理・保管

　調剤済みの処方箋は3年間（特殊な処方箋の場合は5年間[*]）保管することが法令（薬剤師法第27条及び各種の指定医療機関療養担当規程）で定められています．診療録の保管期間が5年間となっていますので，病院や薬局では処方箋を5年間保管しているケースがほとんどです．日付ごとや診療科ごとなど，各医療施設で決められた方法で処方箋を管理します．ポイントは，必要な処方箋をすぐ取り出せること，廃棄期限が来たら処理できるようにしておくこと等，適確に整理・保管することです．

　血液製剤を使用した場合には，当該製剤による感染症が発生した際の調査等を可能とするため，病院等において患者使用記録に関する管理簿等を作成し，20年間保管する義務があります（薬機法[**]第68条の22及び薬機法施行規則第240条）．記録する内容としては，①製品名，②製造番号（ロット番号），③患者の氏名・住所，④投与日となります（写真10）．

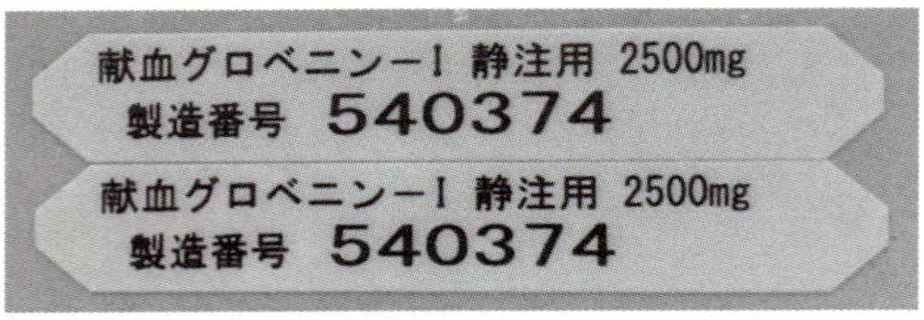

写真10　血液製剤のロット番号

---

[*]　自立支援医療，生活保護，結核，小児慢性特定疾病，難病医療に係る処方箋．
[**]　医薬品，医療機器等の品質，有効性及び安全性の確保等に関する法律．

**1 薬剤業務の補助業務**

---

**column** 　　　　　　　　　　　　　　　　**血液製剤**

---

　ヒトの血液から作り出される医薬品を総称して「血液製剤」と呼びます．血液製剤は，さらに，「輸血用血液製剤」と「血漿分画製剤」に分類されます．血漿分画製剤は，血漿中のいくつかに分類されるタンパク質を分画抽出したものです．これらは血漿中に最も多く含有（60 % 程度）されるアルブミンや，免疫成分のグロブリン，血液を固める血液凝固因子などのタンパク質です．

　血液製剤に関しては，未知の病原体（感染性因子）が含まれている可能性を完全に否定できないため，20 年もの長い期間，使用された患者情報を保管する義務が課せられています．

# 2 医療に関わる心構え

## 1 マナー

　薬剤業務補助者も白衣などのユニフォームを着れば，患者さんからすると他の医療従事者と同じに見えます．皆さんの言動が患者さんから見られていることを常に意識して行動しましょう．

### ❶ マナーの必要性

　医療を提供する場，病院でなぜマナーが必要なのでしょうか．1995（平成7）年版厚生白書によれば，「医療はサービス業である，医療は人が生まれる時から死ぬ時まで，国民一人一人に密接に関連するサービスである」とされています．どの程度のサービスが必要かという点では議論がありますが，少なくとも，患者さんが不愉快な思いをすることなく医療を受けられる必要があります．

　医療は専門的な領域であるため，患者さんやそのご家族が特に医師に対して遠慮しがちになります．また，治療の結果が患者さんの期待するものでなかったり，治療中の苦しさ，しんどさであったり，時には医療ミス，医療事故が発生したりすることもあるため，医療スタッフと患者さんとの関係は常に良好であるとは限りません．患者さんとともに治療を行ったり，患者さんの不安や悩みを和らげたり，気持ち良く医療を受けていただくためにも，病院スタッフは医療の現場に似つかわしいマナーを心得ておく必要があります．

　病院スタッフの一人ひとりがマナーを守り，適切な医療サービスを提供することで，職場の雰囲気は良くなり，病院全体の評価につながるだけでなく，その病院で働く職員もプライドを持って働くことができるでしょう．

### ❷ 身だしなみ

　医療の現場で身だしなみを整えることは，自分の好みや個性を表現する「おしゃれ」とは異なり，相手に配慮した身だしなみを意味します．服装だけでなく，表情を豊かに，思いやりのある態度を示すことも身だしなみの一つとなります．身だしなみを整えることで，患者さんに次のような印象や業務に対する意識を与えられます．

　・安心感，信頼感を与えることができます．
　・医療スタッフとして誠実さが伝わります．
　・医療機関として感染・安全対策をしっかり行っていることを示すことができます．
　・統一感があり，プロ意識が高いと印象づけることができます．

　図に示すことができているか確認して，業務につくようにしましょう．

## 2 医療に関わる心構え

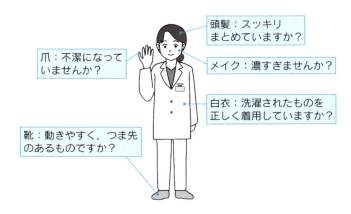

図　正しい身だしなみ

### 1) 髪型
- 髪は仕事の邪魔にならないようにすっきりとまとめていますか？　目や表情が隠れていませんか？
- 適切な長さに整えられ，寝ぐせはありませんか？
- 医療現場にふさわしい髪の色ですか？
- ヘアアクセサリーは大きすぎませんか？　黒または茶色などの目立たないものを使用していますか？

### 2) 顔
- メイクは濃すぎませんか？
- 耳垢，鼻毛，目やになど不潔になっていませんか？

### 3) 服装
- ユニフォームや靴に汚れやしわ，しみなどはありませんか？
- 白衣やユニフォームのボタンは正しく止めていますか？
- 名札は，左胸に名前が見えるように付けていますか？
- 目立つ，不要なアクセサリーは外していますか？
- 靴は動きやすく，つま先・踵のあるものを履いていますか？　移動中に靴が脱げると危険です．また，医療現場には足の上に落ちると危険なものがたくさんあります．自らの身を守るためにも適切な靴を履くことが必要です．

### 4) その他
- 香水，コロン，香りの強い化粧品や整髪料，洗濯洗剤を避けていますか？
- 体臭，口臭に気をつけていますか？
- 爪は切ってありますか？　マニキュアの使用の可否は各医療施設で確認しましょう．

　病院にはさまざまな年齢層，考え方の患者さんが来られます．病態や患者さんのおかれている状況から些細なことでも気になってしまう方はいらっしゃいます．全ての方に信頼されるように心がけることが必要です．

　第一印象は重要です．目から受ける情報，すなわち外見の一つが身だしなみです．立ち姿や作業をしている時の姿勢，態度，表情も身だしなみを印象付ける大事な要素です．直接患

第Ⅱ章　薬剤業務補助者に必要な知識と業務例

者さんの対応をしていなくても，病院の建物に入った時のスタッフの様子や廊下ですれ違った時の様子から感じ取る第一印象にも気を配りましょう．

### ❸　挨拶とお辞儀

#### 1）　挨拶

　挨拶はコミュニケーションの第一歩です．状況に合った挨拶を心がけ，目を合わせて挨拶をしましょう．病院内でよく使う挨拶と状況は次のとおりです（表1）．

表1　病院内でよく使う挨拶

| 言葉 | 状況 |
|---|---|
| おはようございます | 患者さんやご家族，職員などと会った時　等 |
| お大事に | 患者さんが帰る時，いたわりを気持ちで表す時　等 |
| 失礼します（いたします） | 病室に入る前，患者さんの体に触れる時　等 |
| ありがとうございます | 感謝の気持ちを表す時　等 |
| お疲れ様でした | 診察や検査，リハビリテーションなどが終了した時　等 |

　マスク着用時は目と声の表情を豊かにし，いつも以上に丁寧さを心がけましょう．マスクで隠れた口元の表情は目や眉の動きにも現れます．

　挨拶をする態度も重要です．挨拶の際に注意すべき点は，次のとおりです．

・メリハリのある行動を心がけましょう．話をする時には，業務の手を止めて相手の方をきちんと向きましょう．

・話を聴く姿勢に注意しましょう．声を掛けられた時には，目だけでなく体を向けて相手の話を聴く姿勢をとりましょう．

・案内する時は患者さんに合わせましょう．患者さんのペースに合わせて歩き，患者さんの様子を気にしながら，時には声をかけながら案内しましょう．

・患者さんとの距離を考えましょう．あまり近づきすぎると圧迫感を与えてしまいます．ゆっくり近寄って，目線を合わせて落ち着いて話しかけましょう．

・患者さんとすれ違う時には軽く会釈をしましょう．

・院内での歩き方に配慮しましょう．バタバタと足音をさせたり，靴をひきずったり，だらだらと歩かないよう注意しましょう．走ったり，歩きスマホ，歩きPHSはやめましょう．患者さんに注意が向かず，ぶつかる可能性があり危険です．

#### 2）　お辞儀

　お辞儀には敬意の伝え方によって3種類あります（表2）．挨拶との組み合わせで場面に応じたお辞儀の仕方を理解しましょう．

### 2　医療に関わる心構え

表2　お辞儀の種類

| 会釈 | 敬礼 | 最敬礼 |
|---|---|---|
| 15 度くらい | 30 度くらい | 45 度くらい |
| 軽い挨拶 | 日常的な挨拶 | 丁寧な挨拶 |
| 人とすれ違う時<br>廊下での挨拶<br>物の受け渡し　等 | 初対面の挨拶<br>人を見送る時<br>病室への入退室　等 | 感謝<br>お詫び<br>お願いする時　等 |

　また，人に与える印象の一つに，聴覚から受ける要素があります．耳から受ける情報，すなわち音声のことですが，挨拶，返事，声の大きさ，声のトーン，語調が，患者さんやそのご家族に与える印象に影響します．

## ❹　言葉遣い

　尊敬語，謙譲語，丁寧語を正しく使い分ける必要があります（表3）．また，正しい言葉，患者さんに分かりやすい言葉で表現しましょう．

表3　言葉遣いの種類

| 基本の言葉 | 丁寧語 | 尊敬語：相手を敬う | 謙譲語：自分がへりくだる |
|---|---|---|---|
| 行く | 行きます | 行かれる，いらっしゃる | 参る，伺う |
| 来る | 来ます | いらっしゃる，お越しになる，おみえになる | 参る，伺う |
| 見る | 見ます | ご覧になる | 拝見する |
| する | します | なさる | いたす |
| 食べる | 食べます | 召し上がる | いただく，頂戴する |
| 聞く | 聞きます | お聞きになる | 承る，伺う |
| 話す | 話します | 話される，おっしゃる | 申す，申し上げる |
| 知っている | 知っています | ご存知である | 存じ上げる |

　お願いやお詫び，お断りなどをする時に，言葉の前に添えて使用する言葉（クッション言葉）があります（表4）．相手の気をこちらに向かせ，話を聴いていただく準備を用意することも配慮の一つです．

表4　クッション言葉の一例

・恐れ入りますが
・申し訳ございませんが
・早速ですが
・あいにくですが
・差し支えなければ
・お手数をおかけしますが
・できましたら
・申し上げにくいのですが
・もし，よろしければ

第Ⅱ章　薬剤業務補助者に必要な知識と業務例

　話をする際は，印象の良い話し方を心がけましょう．幼稚な話し方や聴き取りにくい話し方は悪い印象を与えるだけでなく，聞き間違い，伝え漏れの要因となります．親しさを表すために友達感覚で話す場合もありますが，常に相手に敬意を持って話すことが重要です．相手を見下す意識は，口調や態度に現れ，それを相手の方は感じ取ります．良い印象を与える話し方を次に挙げます．

- ・敬語をベースとした丁寧な言葉遣いをしましょう．
- ・相手の目を見て話しましょう．
- ・はきはきと早口にならないように話しましょう．また，患者さんによってはゆっくりと話しましょう．
- ・語尾を伸ばし過ぎず，「えーっと」，「あのー」などの間延びした口癖に気をつけましょう．
- ・普段から明るいトーンで話しましょう．ただし，話の内容によっては切り替えて，低いトーンで落ち着いて話すことも必要です．
- ・忙しくても，話し方に表れないようにしましょう．
- ・理解できているかを確認しながら説明しましょう．

　患者さんと直接会話する時だけでなく，スタッフ間での会話も聞こえています．院内ＰＨＳや院内スマートフォンでの会話も周囲にいる患者さんの耳には聞こえてきます．口調が厳しいものであったり，内容が業務外のものであったりした場合，患者さんが受ける心象は悪いものになってしまいます．常に見られている意識を持っておくことが必要です．

### 参考文献
日本ファーマシューティカルコミュニケーション学会　監修，後藤惠子，井手口直子　編：「ファーマシューティカルケアのための医療コミュニケーション」，南山堂（東京），2014．

## 2 医療倫理

### ❶ 倫理とは

　「倫理」という言葉は普段から耳にしますが，「説明せよ」言われると少し難しいかもしれません．広辞苑では，「人倫のみち．実際道徳の規範となる原理．道徳」と書かれています．「道徳」と同じことのようです．「道徳」は，「人のふみ行うべき道．ある社会で，その成員の社会に対する，あるいは成員相互間の行為の善悪を判断する基準として，一般に承認されている規範の総体．法律のような外面的強制力を伴うものでなく，個人の内面的な原理」と書かれています．

　倫理原則の一部は法律として規定されていますが，法は倫理の最低限でしかありません．法律を守るだけでなく，倫理観をもった行動が必要となります．倫理・道徳と法律の関係を図に示します．

## 2 医療に関わる心構え

$$倫理 \fallingdotseq 道徳 > 法律$$

**倫理原則の一部は法律として規定される**
**（法は倫理の最低限である）**

図　倫理・道徳と法律の関係

### ❷ 医療倫理

医療倫理は，表1に掲げる「生命・医療倫理の四原則」，すなわち，「自律尊重」，「無危害」，「善行」，「正義」に支えられています．生命と向き合う医療の現場では，倫理を問わねばならない場面が多々あります．治療（延命）の拒否，身寄りのない患者さん・判断能力のない患者さんへの治療方針，隔離・抑制・拘束等などの是非，遺伝子検査・診断の是非など，医療者も悩むことが多くあります．基本的には，「生命・医療倫理の四原則」に基づいて，倫理的に判断・対応することが医療人に求められることとなります．そのために，医師や薬剤師などの医療に携わる職業を目指す人たちへの教育において，「倫理」は重要な科目の一つとなっています．

**表1　生命・医療倫理の四原則**

| |
|---|
| ・自立尊重（respect for autonomy）<br>　自律的な個人の意思決定能力を尊重する（患者さんの意思を尊重する）．<br>・無危害（non-maleficence）<br>　他人に危害（健康を害する）を与えない．危害を避けて，リスクを最小化する．<br>・善行（beneficence）<br>　患者さんに利益を提供する義務，患者さんの危害を積極的に防止する・取り除く義務．<br>・正義（justice）<br>　医療資源を公正に分配する． |

では，具体的にどのような行動を取ることが，医療倫理に基づいた行動となるのでしょうか？それは，倫理に加えて，医療機関に求められる社会的役割や，医療機関の体制などによっても異なってきます．そのため，医療機関ごとに基本方針（基本理念），倫理要領，患者さんの権利と責務などとして具体的な内容が医療方針・理念として示されていますので，所属施設の内容を確認されると良いでしょう．ほとんどの病院で，表2のような医療方針と理念が掲げられています．

第Ⅱ章　薬剤業務補助者に必要な知識と業務例

表2　医療方針・理念（例）

<u>基本方針</u>
1. 患者さんとの信頼関係を大切にし，十分な説明と同意のもとに，安全で心のこもった医療を行います．
2. 高度で先進的な医療の研究をすすめ，その成果を反映した医療を行います．
3. 豊かな人間性と優れた専門技術を持った医療人を育成します．
4. ○○県の基幹病院として，地域の保健医療に貢献します．

<u>患者さんの権利</u>
1. 個人として尊重され，平等に良質な医療を受ける権利があります．
2. 診療に関して，十分な説明と情報を受ける権利があります．
3. 十分な情報を得た上で，自己の意思に基づいて医療を受け，あるいは拒否する権利があります．
4. 他の医療者の意見（セカンドオピニオン）を求める権利があります．
5. 個人情報やプライバシーを保護される権利があります．

<u>患者さんへのお願い</u>
1. 適切な医療を実現するために，患者さんご自身の健康に関する情報をできる限り正確にお話しください．
2. 医療に関する説明を受けられて理解できない場合は納得できるまでお聞きください．
3. 治療上必要なルールはお守りください．また治療を受けていて不安を感じましたらすぐにお知らせください．
4. すべての患者さんが適切な医療を受けられるようにするため，他の患者さんのご迷惑にならないようご協力ください．
5. 当院は教育・研究機関でもありますので，医学生・看護学生などが実習や研修を行っております．ご理解とご協力をお願い申し上げます．

## 3　個人情報の取扱い

### ❶ 個人情報

　最近，「個人情報の保護」という言葉をニュースやインターネットでよく見聞きします．インターネットが普及し，多くの情報がデジタル通信でつながっていることから，一度漏れた情報は瞬く間に世界中に拡散されてしまいます．そのため，個人情報の管理は大変重要となります（図1）．

　2003（平成15）年5月に「個人情報の保護に関する法律」（いわゆる個人情報保護法）が制定され，2005（平成17）年4月に全面施行されました．その後，デジタル技術の進展やグローバル化などの経済・社会情勢の変化や，世の中の個人情報に対する意識の高まりなどに対応するため，個人情報保護法は適宜改定され，個人情報の取扱いが厳格化されていきました．

　医療現場では，重要な個人情報を多く扱うこととなります．日常的に個人情報を取り扱っているとその重要さを忘れがちですが，今一度，再確認してみましょう．

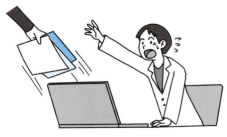

図1　個人情報漏洩の危険性

## 2 医療に関わる心構え

　では,「個人情報」とは, 何でしょうか? 個人情報保護法では「個人情報」を「生存する個人に関する情報で, 氏名, 生年月日, 住所, 顔写真などにより特定の個人を識別できる情報」と規定しています (図2). 保険者番号, マイナンバー, 基礎年金番号, 病院の診察券番号なども個人情報と同じような扱いになります. また, 個人情報の中には, 他人に公開されることで, 本人が不当な差別や偏見などの不利益を被らないように, その取扱いに特に配慮すべきものがあります. 例えば, 人種, 信条, 社会的身分, 病歴, 犯罪歴などは,「要配慮個人情報」として, 取扱いには特に配慮する必要があります. 医療機関では, 要配慮個人情報を含む, 個人にとって大切であり, 法的にも厳しく管理された情報を取り扱うこととなります.

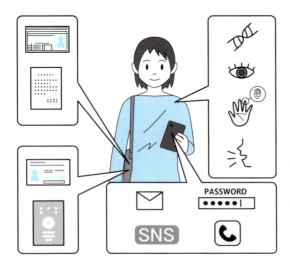

◆ 特定の個人を識別できるもの
　住所, 氏名, 性別, 生年月日, 顔写真
◆ 個人の身体のデータ
　DNA, 虹彩, 指紋, 音声 (声紋)
◆ 個人に割り振られる公的な番号
　免許証番号, マイナンバー, パスポート番号, 保険者番号, 電話番号, メールアドレス, アカウントID

図2　個人情報とは?

### ❷ 個人情報の取扱い規則

　医師, 薬剤師などの国家資格を保有する者には, 守秘義務が法律 (刑法) で定められています. 守秘義務違反は想像する以上に重い刑罰が科されます (第Ⅲ章の1「1　薬剤師に特に関係する法律」参照).

表　守秘義務違反 (刑法第134条第1項)

| |
|---|
| 医師, 薬剤師, 医薬品販売業者, 助産師, 弁護士, 弁護人, 公証人又はこれらの職にあった者が, 正当な理由がないのに, その業務上取り扱ったことについて知り得た人の秘密を漏らしたときは, 六月以下の懲役又は十万円以下の罰金に処する. |

　このように刑法では, 医師や薬剤師など特別な資格 (国家資格) を持つ者に対し, その資格による権限を行使して知り得た重要な秘密 (例えば, 患者さんの氏名, 病名やその具合などの個人情報) を守るように定めています. それでは, 守秘義務はそのような資格を持っている人だけに課された義務なのでしょうか?
　医療機関では, 薬剤業務補助者を含めて, 資格を持たない多くのスタッフが働いています.

第Ⅱ章 薬剤業務補助者に必要な知識と業務例

そのため，有資格者以外のスタッフでも業務で知り得た個人情報には，同様の守秘義務があると考えられています．個人情報保護法や他の法律に照らし合わせると，個人情報に関して悪意を持って漏洩した場合などには，資格の有無を問わず罰せられる可能性があります．故意でない限り，守秘義務違反で逮捕・起訴されることはないと思われますが，民事賠償は故意も過失も対象になり，損害賠償請求が行われることはあり得ます．また，法律に規定はないものの，医療機関ごとでスタッフが守るべき「個人情報保護方針」（個人情報取扱規程）などが定められています．あらかじめしっかり理解しておくことが必要です．

### ❸ 個人情報への気の配り方

患者情報が入った媒体（パソコンやUSBメモリ，SDカード等）を院外へ持ち出したり，仕事中に知った患者情報をSNSに掲載したり，患者情報を友人に話したり，有名人や知り合いのカルテを業務に関係なく閲覧したりすることは，明らかに個人情報保護法違反となります．この場合，医師等の「個人」ではなく，「事業主体」である医療機関が責任を問われ，処罰の対象となります．しかし，残念ながらニュースなどでも流れているように，稀に医療機関でこのような事態が起こっています．

それ以外にも，不注意で個人情報を漏洩させてしまう場合もあります．個人情報を取り扱う際の重要な注意点は，次の3つです（図3）．

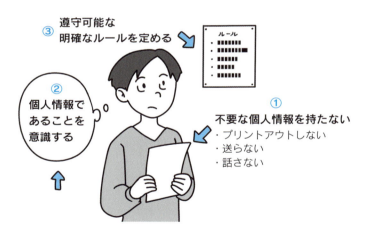

図3 個人情報を取り扱う際の重要な注意点

個人情報を扱わなければ，漏洩はしません．しかし，医療機関では個人情報を扱わないわけにはいきません．個人情報の漏洩の多くは，紛失，誤送信，誤伝達が原因です．個人情報を不用意に「持たない」，「送らない」，「話さない」ことが何より重要です．また，個人情報を取り扱っているとの意識も大切です．個人情報が記載されている場合と，記載されていない場合では，その廃棄方法が異なる医療機関も多いと思いますが，どれが個人情報を含むものかをしっかり意識しましょう．

加えて，個人情報を取り扱うためのしっかりとしたルールを作成することが重要な対策となります．しかし，「個人情報は絶対にプリントアウトしない」といったようなものは守れない

ルールです．守ることができない「形骸化」しているルールは最も危険です．業務を行う上で守ることが難しいルールであれば，その内容を緩めて実行可能なものとしつつ，そこで生まれたリスクを別の手順で補うことが非常に大切だといえます（図4）．ルールを作成するのは組織のトップや管理職クラスの人が多いと思いますが，その人自身，遵守不可能なルールであることに気が付かない場合もあります．そこで，薬剤業務補助者も積極的にルールの作成や更新に関与して，個人情報漏洩の防止に貢献することが重要となります．

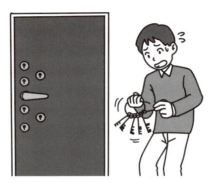

情報セキュリティ対策：謎のルールの理由を考える

図4 守ることができない形骸化しているルールは最も危険

> **column** 個人情報とプライバシー
>
> 「個人情報」と「プライバシー」は，あまり区別することなく使われる言葉ですが，厳密に言えば意味が異なります．日本では，プライバシー権を「私生活をみだりに公開されないという法的保障ないし権利」と定義していますが，アメリカでは「一人でいさせてもらう権利」と定義しています．そのため，プライバシーは個人情報よりも幅広い内容を含むと考えられます．プライバシーの侵害が発生した場合，民法上の不法行為などとして救済が図られることになります．

## 4 同意

　第Ⅱ章の2「2　医療倫理」の項で述べた，「生命・医療倫理の四原則」の1つである「自律尊重」に基づいて医療を実践するためには，患者さんに十分に説明をして，納得を得た上で患者さんの意思によって同意をしてもらう必要があります．この説明と同意のことを，インフォームド・コンセント（説明と同意）といいます（図1）．例えば，手術をする，抗がん剤治療をする，輸血をするなどの場合，書類を渡されて説明を受け，同意書に署名（サイン）します．この方法は，最も厳格に同意を取得する場合の手続きです．同意する内容の重要度に応じて，口頭で説明して，口頭で同意を取得する場合もあります．薬を使うたびに文書を作成して説明をしていては治療が進みません．そのため，重大なステップ以外は，口頭で同意をとる

## 第Ⅱ章　薬剤業務補助者に必要な知識と業務例

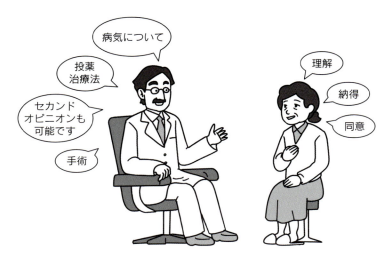

図1　インフォームド・コンセント

こともしばしば行われます．

　それ以外にも，拒否を申し出なければ同意を得たことになる場合があります．これを<u>オプトアウト</u>といいます（先述した同意取得の方法は<u>オプトイン</u>といいます）．オプトアウトは，主に臨床研究における同意取得の場合に使われる方法です．医療目的で取得した多くの患者データをまとめて解析するなど，患者個々の同意取得が困難な場合，院内の倫理審査委員会の審査を受けた上で，オプトアウトによる同意取得（拒否の機会の提供）とする場合などが該当します．ただし，オプトアウトで同意を取得する場合，病院のホームページ上で研究の内容や患者保護などに関する情報を詳しく提示する必要があります．

　病院などで診察・治療を行うために，医療者は患者さんの個人情報を聴かなければなりません．個人情報保護法では，個人情報を取得する場合，原則として事前に利用目的を説明して同意を取得することを求めています．例えば，お店などで氏名，住所などの個人情報を記載する際，その利用目的等が示された説明文を渡されて同意（サイン）することが多いと思います．病院などでも同様に説明文を渡して同意取得をすることもありますが，これとは別に黙示の同意（図2）と呼ばれる方法があります．黙示の同意とは，来院して診察を希望した時点で，患者さんの要配慮個人情報にあたる病状等を，医療者が聴き取ることに同意していると見なすものです．

　しかし，病院は取得した個人情報を何にでも利用して良いわけではなく，その利用目的をホームページなどで公表しています．取得した個人情報は，基本的に病院の医療・経営のために利用されますが，医療連携，検査の委託，保険請求のために他施設へ情報提供を行うことなどが明記されている場合が多く見受けられます．また，大学病院などでは，学生の教育のために利用する旨が示されていることもあります．これらについても，患者さんは拒否する権利を有しています．また，提示した目的以外（例えば研究など）で個人情報を利用する場合，病院側は改めて患者さんに説明を行い，同意を得る必要があります．なお，その際には先述したオプトインやオプトアウトの手続きを行います．

2 医療に関わる心構え

**黙示の同意**
① 医療の提供に必要
② 院内掲示
③ 留保の意思表示なし

**同意があったとみなされる**
（医療介護ガイダンス）

診療に必要または付随する事項
（保険請求，管理業務等）に限定され，
医学研究などの同意は許容されない

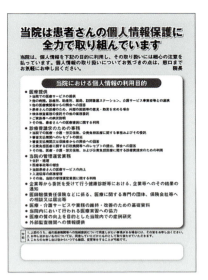

図2　黙示の同意の考え方と院内掲示の例（日本医師会）

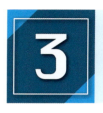
# 医療安全

## 1 病院の中は決して安全ではない

　アメリカ医学研究所（Institute of Medicine : IOM）* は 1999 年に「To Err is Human : Building a Safer Health System」（人は誰でも間違える：安全な医療システムの構築）というレポートを発表しました．アメリカでは投薬ミスなどによる医療ミスで年間 44,000〜98,000 人が死亡していて，その数は，交通事故，乳がん，エイズによる死亡数を上回っていました．このレポートの題名「人は誰でも間違える」の由縁です．このレポートの発表以後，従来言われていた「医療事故はあってはならない」との論調は，「ヒトは誰でも間違える」ことを前提とした安全を確保できるシステム（体制）を構築し，誤り（エラー）を減らす流れへと変わっていきました．つまり，起こってしまった事故事例を振り返ることにより，同じ誤りを発生させることのないよう，次に活かすべき教訓を得ることがより重要であると変化したのです．そのためには，個人を責める（攻撃，批判する）のではなく，個人の安全が守られた環境で振り返りをすることが大切です．例えば，過ち（誤り）をした人に対して，どのように対応し，どのような振り返りが必要か，いかに組織として安全な文化を醸成できるのかを考えることが必要といえます．また，失敗から学ぶことだけでなく，日常の医療現場では失敗した事例よりも成功した事例の方が多いことから，より良い医療，安全を求めることが医療の質を高める行為（向上）といえます．

　従来，リスクマネジメントは病院の被害をなくすことが目的のように捉えられ，医療安全として医療全体における安全推進活動が進められてきたといえます．また，「医療安全」という用語は，病院などの医療機関や医療を提供する側の価値観を重視していた感が強いように思えます．しかし，医療は患者さんのために実施されるものであることから，そこで行われる多様な意思決定も患者さんを中心として行われる必要があります．医療事故を防ぐ（予防する）という視点から患者さんの参加も非常に大切なことといえます．また，医療事故後の対応も患者さんやその家族を中心に行われるべきといえるでしょう．このようなこともあり，アメリカなどでは患者さんの安全により重きを置いて「患者安全」という呼び方をしており，日本においても「医療安全」から「患者安全」という呼び方に変わりつつあります．さらに，患者さんを中心とした医療を提供するためには，医師，薬剤師，看護師ら医療スタッフの労働環境が適切であることも，安全という観点から避けることはできません．さらに患者安全としては，患者さんに対する不必要な傷害を予防し，患者さんを中心とした価値観が大切となります．

　医薬品は病院の中で多くの職種，多くの部署の末端にまで関わっています．そのため，医薬

---

* 現・全米医学アカデミー（National Academy of Medicine : NAM）

品を管理する薬剤部では，病院で使用する医薬品について十分な管理（入庫，払出，在庫，供給，発注，使用など）を行わなくてはなりません．さらに，病棟などに払い出す医薬品の確認，患者さんへの使用時の確認など，さまざまな業務で「確認」という行為が必要です．薬剤部から病棟などに払い出すためには，患者さんの処方箋，指示書などにより医薬品を取り揃える流れとなりますが，このような段階から常に気をつける必要があり，病棟などに払い出す時点では薬剤師による監査が必要です．また，急いでいる場合，他の業務を同時に行っている場合，略語など自分だけが分かっている言葉を使用するような場合では，口頭による伝達は誤解を招くことがあるので，十分に注意する必要があります．

昨今，地震などの自然災害や航空機事故といった予想外の出来事が多発しています．薬が関係することでも，若者を中心として，大量に市販薬を服用するという健康に関わる重大な事項が社会問題となっています．さらに，病院においてもさまざまなことが考えられます．例えば，病院では，医薬品に関与する事故が発生することがあります．事故に際して緊急時の対応マニュアルは作られているか，それが読まれているか，そして，緊急時に実行できるか・・・．このような対応は患者さん，病院スタッフはもちろん，自分自身や家族のためにも大切な問題といえます．緊急時に病院スタッフはどこに行くべきか，何をすべきか，確実に理解しておかなければなりません．

医薬品の事故に関しては専門のスタッフが対応しますが，災害などに関しては，病院スタッフ一人ひとりに心の準備ができているか否かによって，人命の救護（生存の確率）は大きく左右されます．ここでいう災害とは，関東大震災などの大災害を想定します．また，災害時の準備としては，次のような事項が挙げられます．

・実際に起きる事象をイメージすること．
・最善の避難行動もしくは被害防止対策の行動について計画すること．
・実際に役立つ援助，避難経路，連絡方法を確保し，いつでも対応できるようにしておくこと．
・緊急事態における定められた動作，避難，連絡方法を繰り返し訓練すること．
・計画を検討し，定期的な見直しを行うこと．

航空機では乗客に対し，機内安全に関する説明や，「安全のお知らせ」といった機内設置のパンフレット等によって常に安全な運行の確認を行っています．このパンフレットを読んでおくことで，緊急事態発生時でも生命が助かる可能性は高くなります．したがって，病院に限ったことではありませんが，このような危機管理計画を持つことが大切だといえます．

## 2 医療安全への取り組み方

### ❶ インシデントとアクシデント

インシデント（偶発事象・ヒヤリハット）とは，医療現場において患者さんやその家族に障害もしくは医療ミスにつながりかねない事態が発生し，幸いにも患者さんに不利益（被害）を及ぼすことはありませんでしたが，日常診療の現場で"ヒヤリ"としたり"ハット"したりしたことをいいます．具体的には，ある医療行為が患者さんに実施されませんでしたが，仮に実施されれば，何らかの被害が患者さんに発生したと予想される場合等を指します．

第Ⅱ章　薬剤業務補助者に必要な知識と業務例

　アクシデント（医療事故・医療過誤）とは，医療に関わる場所で発生する全ての人身事故のことをいいます．また，アクシデントは，医療従事者にミス（過失）が「あるもの」と「ないもの」に分類され，前者を過失による医療事故（医療過誤），後者を過失のない医療事故としています（医療内容に問題がない状況で発生した医療事故）．インシデントとアクシデント（医療事故・医療過誤）の関係を図1に示します．

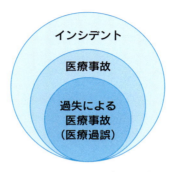

図1　インシデントとアクシデント（医療事故・医療過誤）の関係

## ❷ インシデント報告（インシデントレポート）

　病院の中では医薬品に関わるインシデント，アクシデントが一番多く見受けられます．それは医薬品が病院のあらゆる業務に関わっているからです．インシデント，アクシデントは新人に限らず，ベテランのスタッフでも起こす可能性があります．インシデントの発生を予防するためにはインシデントレポートが重要となります．

　インシデントレポートは，誤った医療行為の実施につながる出来事や，医療ミスが発生するおそれのある事態を指す「インシデント」の報告書であり，インシデントの再発を防ぐためにも必要といえます．

　安全管理を考える上で有名なのがハインリッヒの法則です．これは，アメリカの損害保険会社の安全技師だったハインリッヒが，ある工場で発生した数千件の労働災害事故について統計学的調査に基づき導き出した法則です．1件の大事故の背後には，大事故に至らなかった29件の中（軽微）事故が隠れており，さらにその背後には中（軽微）事故までに至らない300件のミス，いわゆるヒヤリハット（小事故）が隠れているというもので，「1：29：300の法則」とも呼ばれています（図2①）．

　実際，2000年に旭川医科大学病院薬剤部において，患者さんに間違った薬が渡ったケースを「大事故」，監査の段階でミスが発見されたケースを「中（軽微）事故」とし，発生した調剤ミスを分類したところ，ほぼ1：29の関係となりました（図2②）．なお，調剤の段階におけるミスの気づきはカウントできないため，「ヒヤリハット（小事故）」については不明です．

　このことから，ヒヤリハットを少なくすることが，重大な医療事故を防ぎ，医療安全につながるとの考えの下，全ての医療機関がインシデントレポートの収集と分析に取り組んでいます．

# 3 医療安全

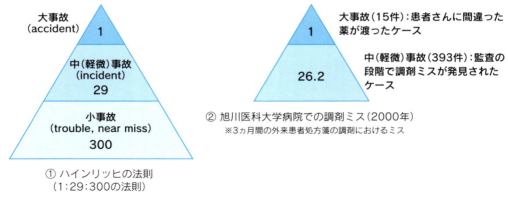

図2 ハインリッヒの法則（①）と旭川医科大学病院での調剤ミス（②）

## ❸ 薬剤業務における事例

> **事例**
> 医薬品保管棚の上部にあるボトルの入った箱を探すため，医薬品保管棚の上部ばかりを見ながら歩いていたところ，床に置いてあったパレット（荷物を載せるための荷役台）に気づかず，足がぶつかり，つま先を負傷してしまった（足指の爪が割れるケガ）．

災害（事故）原因としては，次のような事項などが挙げられます．
・作業区画線が明示されていない
・物品の整理及び区画指定が不明確
・業務場所の整理整頓がなされておらず，歩行通路に危険な施設物が放置されていた
・業務場所にある安全ではない設備の配置に対する点検不足をはじめ，業務を行う者が前方や下方の注視を怠るなど，業務安全のための取り決めを遵守していなかった

予防対策として，歩行通路を確保し，黄色いライン等で作業区画線を整備すること，物品保管は，指定された場所に安全に積載し，落下の危険性のある高い場所への物品の保管を禁止することなどが考えられます．整理整頓のための点検と，危険な設備が存在しないように管理を強化することが大切といえます．

薬剤業務に関し，その他に気をつけることとして，作業時の落下物，障害物，調剤機器等による指等の挟まれや切り傷が挙げられます．また，医薬品には使用期限等が表示されており，この期限をオーバーしないように使用することが重要で，先入れ，先出し（ファーストイン，ファーストアウト）を厳守します．さらに，病院で発生する医療廃棄物の処理などにも注意が必要です．感染管理については手指衛生など，感染に対する注意を十分に行う必要があります．

薬剤部では医薬品を中心に業務が行われ，各々の業務について多くの注意すべきことがあります．しかし，病院全体では注意する必要のある事項がさらに多く存在することを知っておいてください．

第Ⅱ章　薬剤業務補助者に必要な知識と業務例

## 3 取り違いを起こさないための工夫

医療現場における医薬品の取り違い防止は，患者さんの安全を確保するために非常に重要です．本項では取り違いを起こさないための工夫について，いくつか説明します．

### ❶ 処方箋を薬剤業務補助者が取り扱うときの注意点

処方箋は，患者さんに必要な医薬品や投与量などが記載されている重要な指示書です．薬剤業務補助者が処方箋を取り扱う際には，次の点に注意しましょう．

#### 1）別の患者の書類等が紛れていないか確認する

処方箋の患者さんの名前を確認し，薬袋，おくすり手帳シール，薬剤情報提供書などに別の患者さんのものが紛れていないことを確認してください．オーダリングシステムが導入されている医療機関では，処方箋や薬袋は，電子カルテと接続された薬剤部門システムによる制御のもと，プリンターから出力されます．外来診察が多い平日の午前中や，処方の修正が頻繁に起きる時間帯では，患者情報を含む書類を多く扱うため，処方箋や薬袋が順序良く印刷されず，別の患者さんの書類等が紛れ込んでいることがあるので，注意深くチェックしてください．

#### 2）患者のプライバシーを尊重し，処方箋の取扱いに十分注意する

処方箋には患者さんの個人情報が含まれています．処方箋やそれを元に作成する薬袋などの取扱いには細心の注意を払い，患者さんのプライバシーを尊重してください．処方箋などを紛失したり，不適切な場所に放置したりしないよう，厳重に管理する必要があります．

#### 3）処方箋の内容を口外しない

処方箋の内容は，患者さんと医療従事者との間の機密事項です．処方内容を患者さん本人以外の第三者や，知る必要のない他の非専門職に口外することは厳に慎んでください．守秘義務を遵守し，患者さんとの信頼関係を維持することが重要です．

処方箋を適切に取り扱うことが，薬剤業務補助者には求められます．不明な点があれば，薬剤師に相談し，的確な指示を仰ぐことが肝要です．患者さんの治療と安全を第一に考え，責任ある行動をとるよう心がけてください．

### ❷ 取り違い事例

医薬品の取扱いにおいて，「うっかりミス」は時として重大な医療事故につながる可能性があります．注意すべき代表的な医薬品の取り違い事例を4つ紹介します．

#### 1）事例1：医薬品名（販売名）の類似による混同

ザイティガ錠は前立腺がんの治療薬であり，ザルティア錠は前立腺肥大症に伴う排尿障害改善薬です．販売名が類似しているだけでなく，処方する診療科も同じであるため，薬剤の取り揃えの際に混同しないよう十分な注意が必要です．この事例については，製薬企業間で連携のうえ，取り違い防止のための注意喚起が周知されています（図1）．

108

## 3 医療安全

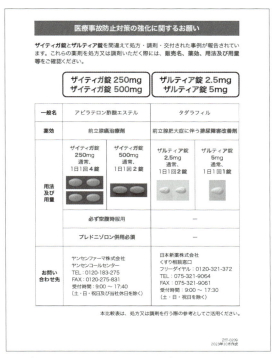

2023年10月：ヤンセンファーマ株式会社，日本新薬株式会社
図1 ザイティガ錠，ザルティア錠の注意喚起文書

表 取り違いの多い薬剤の例

① 先頭3文字が同一の薬剤
　アスペノン　　　アスベリン
　エクセグラン　　エクセラーゼ
　タキソール　　　タキソテール
　ノルバスク　　　ノルバデックス
　プロスタール　　プロスタルモン
　マイスリー　　　マイスタン

② 名称が類似している薬剤
　アルケラン　　↔　アルサルミン
　グリミクロン　↔　グリチロン
　タリオン　　　↔　タチオン
　テオドール　　↔　テグレトール
　ファロム　　　↔　フェルム
　プレドニン　　↔　プルゼニド
　メイラックス　↔　メレックス
　ロルカム　　　↔　フルカム

※抗菌薬は類似名称の薬剤が多いので注意すること．

　また，過去には販売名の類似による取り違いが多く発生したため，販売名が変更された薬剤もいくつかあります（例：アマリールとアルマール（アロチノロールに販売名変更），ウテメリンとメテナリン（メチルエルゴメトリンに販売名変更）など）．類似した販売名のため，取り違いの多い薬剤の例を表に示します．

### 2) 事例2：規格の類似による混同

　同一の医薬品でも規格（含有量）が異なる場合があります．テグレトール錠には100 mgと200 mgの2種類の規格がありますが，処方箋では「100 mg」と指示されているのに，誤って「200 mg」のテグレトール錠を調剤すると，過量投与になり危険です．医薬品名はもちろんですが，規格までしっかり確認してください．また，テグレトールは規格だけでなく，名称類似のテオドールとの取り違いも多く，製薬企業間で連携のうえ，取り違い防止のための注意喚起が周知されています（図2）．

### 3) 事例3：単位の見間違いによる混同（mg（ミリグラム）と μg（マイクログラム））

　mgとμgでは1000倍の開きがあります（1 mg = 1000 μg）．処方箋の記載やシステム入力の際，単位を見誤ると大幅な過量投与や過小投与につながります．単位を見誤って1000倍量で取り違える事例は多くありませんが，単位に気を取られて別の間違いが起きる場合がありますので注意が必要です．

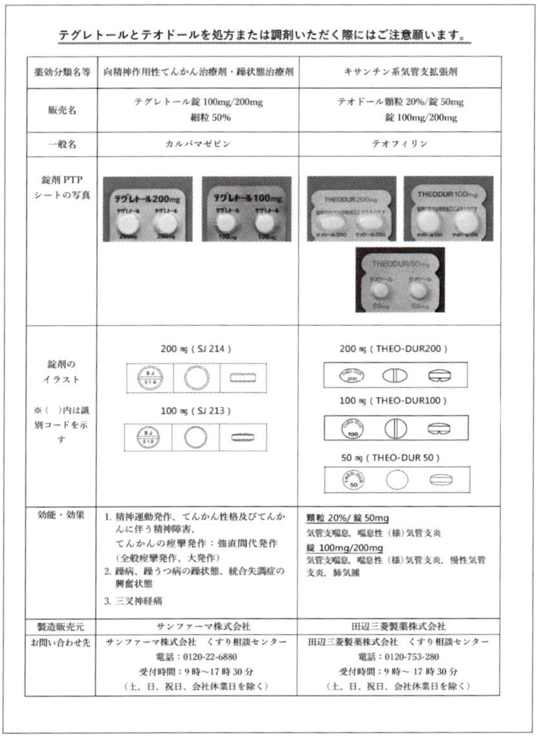

第Ⅱ章　薬剤業務補助者に必要な知識と業務例

2022年12月：サンファーマ株式会社，田辺三菱製薬株式会社

**図2　テグレトール，テオドールの注意喚起文書**

---

**column**　　　　　　　　　　**単位を知る**

1 L = 1000 mL，1 mL = 1000 μL，1 mL = 1 cc，1 dL = 100 mL

1 kg = 1000 g，1 g = 1000 mg，1 mg = 1000 μg，1 μg（γ（ガンマ））= 1000 ng

※ 20 mg/mL とは，1 mL あたり 20 mg の薬物濃度であることを示します．

※ 100 mg/5 mL とは，5 mL に 100 mg の薬物が溶けていることであり，20 mg/mL と同じです．

◆百分率

① 質量百分率（g/100 g×100：単位は w/w ％）

② 質量対容量百分率（g/100 mL×100：単位は w/v ％）

③ 体積百分率（mL/100 mL×100：単位は vol ％または v/v ％）

---

### 4）　事例 4：形状・色の類似による混同

色や形状が似ている医薬品があります．取り揃え時には医薬品名や規格を必ず確認し，外観のみで判断しないように留意してください．また，規格が判別しやすいように，錠剤への刻印（印字）が分かりやすく色分けされているものを採用することも医療安全につながります（図3）．

## 3 医療安全

| | 変更前 表面 裏面 | 変更後 表面 裏面 |
|---|---|---|
| マグミット®錠 200mg | KCl 1 / ○ | マグミット 200 / マグミット 200 |
| マグミット®錠 250mg | KCl 12 / ○ | マグミット 250 / マグミット 250 |
| マグミット®錠 330mg | KCl 11 / ○ | マグミット 330 / マグミット 330 |
| マグミット®錠 500mg | KCl 5 / ○ | マグミット 500 / マグミット 500 |

2023年7月：日本新薬株式会社，シオエ製薬株式会社
図3　色分けして印字された錠剤（マグミット錠の例）

　これらの事例を念頭に置き，取り揃えの際は細心の注意を払ってください．確認を怠らず，ダブルチェックを習慣化し，ミスを未然に防ぐよう心がけることが重要です．

### ❸ 調剤過誤が起きないようにするための対策
#### 1）　医薬品棚の整理整頓と明確なラベリング

　医薬品棚は常に整理整頓を心がけ，必要な医薬品をすぐに取り出せる状態を維持します．また，各医薬品棚には，名称，規格などの医薬品情報を記載したラベルを表示します．医療機関によっては，医薬品が包装されている箱などの製品名部分をラベルとして利用しています．これは，規格違いの判別を容易にすることや，充填作業においてミスを防止することを目的としています（写真）．

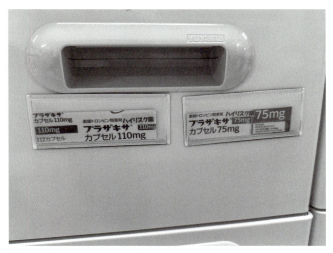

写真　医薬品の包装箱を利用したラベル
複数規格の存在がより容易に判別できるとともに，ハイリスク薬（第Ⅱ章の3「4　注意を要する医薬品（ハイリスク薬）」参照）であることも明示．

第Ⅱ章　薬剤業務補助者に必要な知識と業務例

## 2）　類似医薬品の分離保管

色調，外観や名称が似ている医薬品は，取り違いのリスクが高くなります．これらの医薬品は，それぞれを離れた場所に配置するか，明確に区分けして保管します．医薬品棚の場合，保管先を棚部分と引き出し部分に分けるなど，使用頻度や払い出し量を考慮して整理すると良いでしょう．特に複数規格を採用している医薬品については，複数規格が存在することが分かるように明示しておきます．

## 3）　医薬品取り揃え時の読み合わせの実施と PDA を用いた機械照合

処方薬取り揃え一覧表に基づいて医薬品棚から医薬品を取り揃える際は，医薬品の選択と量に注意します．必ず処方薬取り揃え一覧表を先に確認し，医薬品棚から必要な薬剤を取り揃えます．その際も医薬品名，規格，数量を声に出して読み上げ，処方薬取り揃え一覧表と照合し，薬剤師が数量を確認しやすいよう輪ゴムなどで束ねるといった配慮が必要です．また，取り違い防止対策として，多くの医療機関が携帯情報端末（personal digital assistant：PDA）を用いた機械照合システム（ピッキングサポートシステム）を導入しています．特に，1人で薬剤業務補助に従事する場合，PDA を用いた機械照合システムの活用は必須といえます．

しかし，どのような取り違い防止策を活用しても，過信は禁物です．例えば，新たに医薬品が採用された場合や，現在採用している医薬品に新しい規格が追加された場合などは，薬剤業務補助者間でも当該情報を共有し，取り違いを未然に防ぐための連携体制を構築することが大切です．

## 4）　チェックの実施

薬剤業務補助者が薬剤を取り揃えた後は，薬剤師がチェックを行います．処方箋と取り揃えた薬剤を照合し，医薬品名，規格，数量，投与量などに間違いがないか確認します．取り揃えや確認の際は「指差し呼称」を行い，指示どおりの用法用量か，病棟業務で収集した個々の患者情報に基づいた対応になっているかなどを調剤室で確認します．その際，取り違いなどがあった場合にはその内容を記録し，取り違いが起きやすい薬剤の特定を行います．原因を調査することで，今後の薬剤取り揃え時のエラー減少につながります．

---

**column**　　　　　　　　　　　　**指差し呼称**

指差し呼称とは，「指を動かす動作」と「自分の声を耳で聴く」ことです．指差し呼称することで脳が覚醒されて注意力が高まり，誤りの確率が6分の1になるとされています．

◆指差し呼称の例

① 処方箋を指差し：セレコキシブ 100 mg，1日2回，30日分・60錠
② 医薬品棚を指差し：「セレコキシブ 100 mg」と呼称→「60錠」と呼称→「確認よし」と呼称
※取り揃えた薬剤について再度確認
③ 処方箋を指差し：セレコキシブ 100 mg，1日2回，30日分・60錠
④ 薬剤を指差し：「セレコキシブ 100 mg」と呼称→「60錠」と呼称→「確認よし」と呼称

---

## 5）　過誤発生時の報告と再発防止策

ダブルチェックを行っても，処方内容とは異なる薬剤が調剤室から払い出され，病棟で発

3 医療安全

見されることがあります．その際は，すみやかに上長へ報告するとともに，原因究明と再発防止策を講じます．過誤を隠蔽せず，組織全体で共有し，対策を立てることが重要です．

### 6) 定期的な教育・研修の実施

医療技術は日進月歩で進化しています．定期的な教育・研修を実施し，調剤業務に関する知識とスキルを向上させることが，調剤過誤防止につながります．

### 7) 集中できる環境の整備と適度な休憩

調剤室での業務には高い集中力が求められるため，業務時間中の調剤室では私語を控え，静かで作業に集中しやすい環境を整えることが重要です．また，疲労は注意力の低下につながり，蓄積すると取り違いの原因にもなるので，適度な休憩も必要です．

このように，取り違いを防ぐためには正確性と注意力が求められます．体調を整え，本書の内容を参考にして医療事故防止に努めてください．また，疑問点や不明点があれば，上司や先輩スタッフに相談することをためらわないでください．皆で協力し合い，安全な医療環境を築いていくことが重要です．

## 4 注意を要する医薬品（ハイリスク薬）

薬物療法は患者さんの治療計画に含まれます．内科系の患者さんであれば，治療計画が薬物療法となる場合が多いでしょう．そのため，患者さんの安全を守る（保証）ためには適切な薬物療法の管理が必須となります．薬剤（医薬品）は使用方法を誤って投与された場合，より大きな副作用を生じる可能性があり，患者さんのケアに伴う負担も大きくなることが考えられます．

病院は医薬品の安全管理のため，自医療機関における特徴的な医薬品使用パターン，並びにニアミス（事故寸前）事象，投薬過誤及び警鐘事例に関する内部データ，ならびに専門家による文献に掲載されている安全性に関する事例に基づいて，取扱いに注意を要する医薬品については，ハイリスク薬として医療機関の規模，機能によりさまざまな取扱い方法を定めています．また，個々の医療機関では，ハイリスク薬として注意が必要な医薬品を区別しています．言い換えれば，医療機関ではハイリスク薬の院内リストを独自に作成する必要があります．

ハイリスク薬は，医療機関の規模・機能によってさまざまな考え方があることから，現在の制度下では各医療機関が「医薬品の安全使用のための業務手順書」に定めるものが該当します．この「医薬品の安全使用のための業務手順書」の作成マニュアルにおいて，誤った方法で使用された場合，患者さんに重篤な被害を及ぼす可能性のある薬剤のうち，各医療機関で定めた医薬品をハイリスク薬といいます．

ハイリスク薬とされているものには，①抗悪性腫瘍剤，②免疫抑制剤，③不整脈用剤，④抗てんかん剤，⑤血液凝固阻止剤，⑥ジギタリス製剤，⑦テオフィリン製剤，⑧カリウム製剤（注射薬に限る），⑨精神神経用剤，⑩糖尿病用剤，⑪膵臓ホルモン剤，⑫抗 HIV 薬などがあります．

ハイリスク薬には，薬剤業務に従事するスタッフの誰もが一目で「この医薬品は取扱いに注意が必要」と分かるマーキングなどの工夫が必要です．また，薬剤業務補助者も，どのような医薬品がハイリスク薬に該当するか把握できていることが望まれます．

113

第Ⅱ章　薬剤業務補助者に必要な知識と業務例

---

**column**　　　　　　　　**ハイアラート薬**

　医療機関によっては，ハイリスク薬以外にハイアラート薬を分類している場合があります．ハイアラート薬は「誤って使用された場合，患者に被害（多いか多くないかは別です）を及ぼす可能性のある医薬品」と，アメリカ薬物安全使用協会（ISMP）は定義しています．ハイアラート薬のリストは，ISMP及び世界保健機関（WHO）などから入手することができます．ハイリスク薬とハイアラート薬の関係は下図のとおりです．

　「ハイアラート薬」には，インスリン，オピオイド，抗がん薬，抗血栓薬，抗凝固薬，血栓溶解剤，治療濃度域の狭い薬剤（例：ジゴキシン），神経筋遮断薬，硬膜外または髄腔内投与薬などがあります．

**ハイアラート薬**
過誤が発生した場合，患者に
被害を及ぼす可能性のある医薬品

**ハイリスク薬**
院内採用薬のうち，患者に重篤な
被害を及ぼす危険性の高い医薬品

**ハイリスク薬とハイアラート薬の関係**

---

　ハイリスク薬などの院内リストは，最低でも年1回更新することが望ましいとされています．また，病院での採用・削除医薬品に追加または変更があった場合，特定の背景を有する患者さんが入院した場合には，院内リストの改訂が必要となることがあります．

　この院内リストには，有害アウトカム（患者さんに良くない事象を起こすこと）のリスクが高いと認定された医薬品も含まれます．なお，ハイアラート薬の院内リストにどの医薬品を含めるかを決める際は，文献及び厚生労働省からの情報が役立ちます．

# 5　ハザーダス・ドラッグとその取扱い

　医薬品は医師の処方に基づいて使用することが大切です．医薬品は適切に使用すれば，私たちの健康を守る心強い味方になります．しかし，誤った使用は健康被害につながる可能性があります．特にハザーダス・ドラッグと呼ばれる薬剤は，取扱いに注意が必要です．米国国立労働安全衛生研究所（National Institute for Occupational Safety and Health：NIOSH）は，次の6項目のうち，1つ以上の特性をもつ医薬品をハザーダス・ドラッグと定義しています．

① 遺伝毒性
② 発がん性
③ 催奇形性
④ 生殖毒性
⑤ 臓器障害
⑥ 危険薬剤に構造あるいは毒性が類似しているもの

114

**3 医療安全**

これらの医薬品を取り扱う際には，特別な注意と手順が必要です．薬剤業務補助者が直接的に扱う機会は少ないと思いますが，近年では抗がん薬ロボット調製装置なども導入され，薬品補充や機械メンテナンスに薬剤業務補助者が関わる場合もあります．本項ではハザーダス・ドラッグの概念を理解し，その注意点について考えるとともに，特に薬剤業務補助者目線で，これらの薬剤の取扱いに関して解説します．

ハザーダス・ドラッグに関するガイドラインについては，日本がん看護学会，日本臨床腫瘍学会，日本臨床腫瘍薬学会による「がん薬物療法における職業性曝露対策ガイドライン2019年版」を参照してください．なお，ハザーダス・ドラッグに関する情報は，NIOSHにより随時更新されていますので，最新のリストについては「NIOSH List of Antineoplastic and Other Hazardous Drugs in Healthcare Settings, 2016（NIOSH 医療現場における抗悪性腫瘍薬及びその他の危険薬リスト（2016年版））」[*]を参照してください．

## ❶ ハザーダス・ドラッグの種類

### 1) 狭義の抗がん薬

抗がん薬は，がん細胞の増殖を抑制または破壊する薬剤です．代表的な抗がん薬には，シクロホスファミドやメトトレキサートなどがあります．これらの抗がん薬は，細胞の分裂・増殖を阻害することで効果を発揮するので，正常細胞で分裂と増殖が盛んなもの（骨髄細胞，消化管粘膜，毛根など）は抗がん薬の影響を強く受けます．

### 2) ホルモン療法薬

ホルモン療法薬は，体内のホルモンバランスを調整するための薬剤です．代表的なホルモン療法薬には，エストロゲンやテストステロンなどがあります．これらの薬剤は，内分泌系（ホルモンを作って分泌することにより，身体のさまざまな機能の調節や制御を行う腺や器官）に影響を与えるため，取扱いには注意が必要です（女性ホルモン薬の使用によって，子宮体がんや乳がんなどのリスクが高くなるという報告があります）．

一方で，十分に管理されたホルモン療法であれば問題は起きないとの指摘もあります．いずれにしても，取扱いに細心の注意を払っていれば，発がんリスクが飛躍的に高まることはないといえます．

### 3) 免疫抑制薬

免疫抑制薬は，臓器移植後の拒絶反応の抑制や，自己免疫疾患の治療に用いられる薬剤です．代表的な免疫抑制薬には，シクロスポリンやタクロリムスなどがあります．これらの薬剤は，免疫系に直接的な影響を与えるため，取扱いには注意が必要です．免疫抑制薬の長期使用によって発がんリスクが高まるとの指摘がありますが，これについては臓器移植後の過剰な免疫抑制が関連しているとされています．なお，防護策を講じた通常の薬剤調製等の業務下では，その影響はほとんどないと考えられます．

---

[*] https://www.cdc.gov/niosh/docs/2016-161/pdfs/2016-161.pdf

第Ⅱ章　薬剤業務補助者に必要な知識と業務例

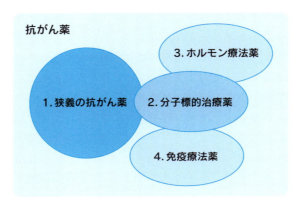

図1　抗がん薬の概念図

表1　ハザーダス・ドラッグに位置付けられる薬剤

| 取扱いに注意を要する抗がん薬 | 狭義の抗がん薬 | アルキル化薬・抗生物質 |
| | | 白金製剤 |
| | | トポイソメラーゼ阻害薬 |
| | | 微小管作用抗がん薬 |
| | | その他の抗がん薬 |
| | 分子標的治療薬 | |
| | 免疫療法薬 | |
| 取扱いに注意を要する抗がん薬以外の薬剤 | | |
| 主に生殖毒性を有する抗がん薬以外の薬剤 | | |

## ❷　ハザーダス・ドラッグ曝露

　ハザーダス・ドラッグへの曝露は，注射薬の調製時や，錠剤あるいはカプセル剤の粉砕・半割・脱カプセル時などで起こるおそれがあります．また，これら以外にも，清掃，運搬や患者ケアの際にも生じる場合があります．特に，高濃度のハザーダス・ドラッグを扱う場面・場所ではその機会が増大します．なお，ハザーダス・ドラッグ曝露は，吸入及び口や皮膚からの経路の他，使用済み注射針による針刺し事故についても想定する必要があります．

表2　ハザーダス・ドラッグ曝露による健康影響

| 急性症状 | |
|---|---|
| 過敏反応 | 喘息発作，皮疹・眼の刺激など |
| 皮膚・粘膜反応 | 皮膚刺数，接触性皮膚炎，咽頭痛，脱毛など |
| 消化器症状 | 食欲不振，悪心，嘔吐，下痢，便秘など |
| 循環器症状 | 息切れ，不整脈，末梢浮腫，胸痛，高血圧など |
| 呼吸器症状 | 咳嗽，呼吸困難など |
| 神経症状 | 頭痛，めまい，不眠，意識消失など |
| 長期的な影響 | |
| 悪性腫瘍 | 白血病，非ホジキンリンパ腫，膀胱がん，肝臓がんなど |
| 生殖への影響 | 不妊症，妊娠までの期間延長，早産，低出生体重，子宮外妊娠，自然流産，流産，死産，子供の学習障害 |

がん薬物療法における職業性曝露対策ガイドライン2019年版より作成．

**3 医療安全**

### ❸ 定期的な健康診断の受診

薬剤業務補助者は，職業上の健康リスクを早期に発見し，適切な措置を講じるために定期的な健康診断を受ける必要があります．ハザーダス・ドラッグによる曝露防止と健康管理は，薬剤業務補助者の業務上における重要な責務です．定期的な安全教育と手順の確認，曝露事故時のすみやかな報告と対処，そして定期的な健康診断の実施を通じて，自身の健康と安全を守り，患者さんに安心・安全な薬物療法を提供していくことが大切です．

### ❹ ハザーダス・ドラッグ（抗がん薬）が飛散した時の対処

抗がん薬は，がん細胞を攻撃し，治療効果を発揮する重要な薬剤です．しかし，その一方で正常な細胞にも影響を及ぼし，健康障害や環境汚染の原因になることもあります．定められた手順を逸脱して作業したり，不注意に取り扱ったりすると，容器が破損して薬剤が飛散するなどの事態を起こし，医療スタッフはもちろん，周辺の環境にも汚染が拡大します．

日常業務である薬剤の取り揃えや，抗がん薬調製ロボットに薬剤を充填する際に，何らかの理由で容器が破損して抗がん薬が飛散した場合，適切な対応と処置が求められます．抗がん薬の飛散に対する処置には，スピルセット（スピルキット）と呼ばれる器具を使用しますが，スピルセットの使用方法については，薬剤業務補助者も知っておく必要があると考えます．

#### 1） スピルセットとは

スピルセットは，抗がん薬の飛散に対処するための器具一式です（英語の spill（こぼれる）が名称の由来です）．抗がん薬の飛散は環境汚染を引き起こすおそれがあるため，発生した場合は迅速かつ適切に対応する必要があります．スピルセットには，抗がん薬の分解除去と封じ込めに必要な物品が備えられています．

#### 2） スピルセットの内容

スピルセットの器具一式には，一般的に次のような物品があります（図2・図3）．

① 個人防護具（personal protective equipment：PPE）

プラスチックガウン，手袋（2セット（内側/外側用）），キャップ，マスク，ゴーグル（アイガード），シューカバー

② 吸収材

抗がん薬専用の吸収ライナー，不織布ガーゼ（ハイゼガーゼ）

③ 廃棄用ビニール袋（2枚）

④ スピル警告サイン（警告標識）

⑤ 除染剤

⑥ 抗がん薬こぼれ時の報告書

⑦ 手順書（取扱説明書）

第Ⅱ章　薬剤業務補助者に必要な知識と業務例

**スピルセットの内容**
①PPE
　プラスチックガウン，手袋（2セット（内側/外側用）），キャップ，マスク，ゴーグル（アイガード），シューカバー
②吸収材
　抗がん薬専用の吸収ライナー，不織布ガーゼ（ハイゼガーゼ）
③廃棄用ビニール袋（2枚）
④スピル警告サイン（警告標識）
⑤除染剤 →指定の場所へ取りに行く
⑥抗がん薬こぼれ時の報告書
⑦手順書（取扱説明書）

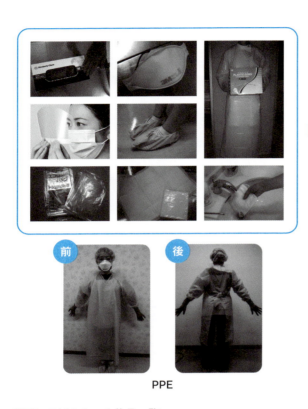

図2　スピルセット物品一覧

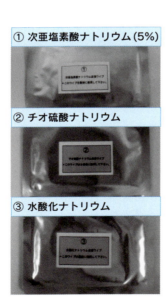

◆使用方法　薬剤シート（①～③）の番号順に拭き取りを行う．
◆使用間隔　1分間隔を空けてから次のシートで拭き取りを行う．
◆注意点　・布製品，木製品に付着すると色落ちする場合がある．
　　　　　・タイル，合成樹脂製品，塗装面に使用すると変色する場合がある．

図3　除染剤

## 3) スピルセットの使用方法

抗がん薬の飛散が発生した場合，次の手順に従って作業を進めます（図4）．

① スピル警告サインを掲示して周辺に警告し，飛散区域から離れるよう指示する．
② こぼれた薬剤の上に吸収ライナーを置き，薬剤を吸い取る．
③ ハイゼガーゼを水で湿らせ，抗がん薬を拭き取る準備をする．
④ PPEを装着する（手袋は二重に着用する）．
⑤ 廃棄用ビニール袋を2枚重ねにし，廃棄の準備をする．
⑥ 薬剤を吸い取った吸収ライナーを取り除き，2枚重ねのビニール袋に廃棄する．
⑦ 周囲に汚染を拡げないように，こぼれた薬剤の外側から内側に向かってハイゼガーゼで拭き取る（2回繰り返す）．
⑧ こぼれた薬剤の外側から内側に向かって除染剤で拭き取る（⑦と同様）．
⑨ 使用済みの吸収ライナー，ハイゼガーゼ，除染剤，外側着用の手袋を2枚重ねのビニール袋に廃棄し，一つ結びで密封する．
⑩ 感染性廃棄物として専用ダンボール（感染性廃棄物処理容器）へ廃棄する（この時に内側着用の手袋も廃棄する）．
⑪ 抗がん薬こぼれ時の報告書を作成し，提出する（図5）．
⑫ 院内インシデントシステムへ入力する．
⑬ 新しいスピルセットを受け取る．

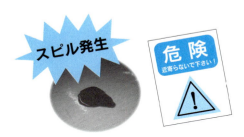
近づかないよう周囲に警告する

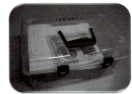
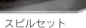
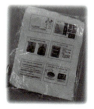
① スピルセットを準備する
スピルセット

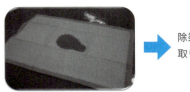
② こぼれた薬剤の上に吸収ライナーを置き，スピルを吸い取る

除染剤を取りに行く

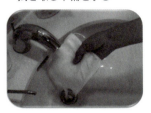
③ ハイゼガーゼを水で湿らせ，拭き取る準備をする

図4　抗がん薬こぼれ時の対処手順①

第Ⅱ章　薬剤業務補助者に必要な知識と業務例

④ スピルセットのPPEを装着する

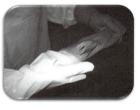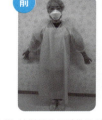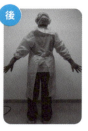

⑤ ビニール袋を2枚重ねにし，廃棄の準備をする

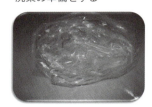

※ポイント（手袋の二重着用）
内側着用の手袋はガウン袖口の内側，外側着用の手袋はガウン袖口の外側を覆うように着用する

⑥ スピルを吸い取った吸収ライナーを取り除き，2枚重ねのビニール袋に廃棄する

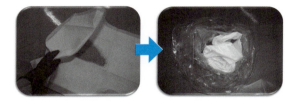

⑦ 周囲に汚染を拡げないように水で湿らせたハイゼガーゼで外側から内側に向かって拭き取る

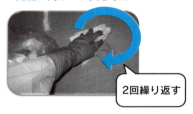

2回繰り返す

⑧ 除染剤で外側から内側に向かって拭き取る（⑦と同様）

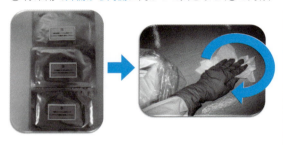

**除染剤使用上の注意点**
- 薬剤シートの番号順に拭き取りを行う．
- 1分間隔を空けてから次のシートで拭き取りを行う．
- 布製品，木製品に付着すると色落ちする場合がある．
- タイル，合成樹脂製品，塗装面に使用すると変色する場合がある．

⑨ 使用済みの吸収ライナー，ハイゼガーゼ，除染剤，外側着用の手袋を2枚重ねのビニール袋に廃棄し，一つ結びで密封する

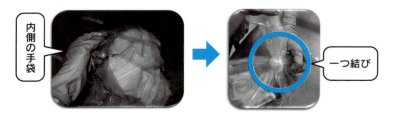

内側の手袋　　一つ結び

図4　抗がん薬こぼれ時の対処手順②

⑩ 感染性廃棄物として専用ダンボール（感染性廃棄物処理容器）へ廃棄する（この時に内側に着用した手袋も廃棄する）

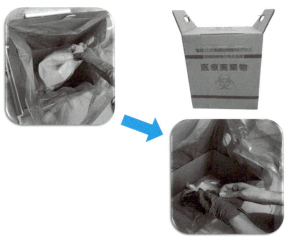

⑪ 抗がん薬こぼれ時の報告書（紙ベース）を作成し，提出する
⑫ 院内インシデントシステムへ入力する
⑬ 新しいスピルセットを受け取る

図4　抗がん薬こぼれ時の対処手順③

**抗がん薬こぼれ時の報告書**

記録：　年　月　日（　）
記録者：＿＿＿＿＿＿
確認者：＿＿＿＿＿＿

| | | | | |
|---|---|---|---|---|
| 1. 抗がん薬がこぼれた日時 | 年　月　日（　） | 時間： | | |
| 2. 抗がん薬がこぼれた場所 | | | | |
| 3. こぼれた薬剤名とその推定量 | | | | |
| 1）薬剤名 | 推定量 | | | |
| 2）薬剤名 | 推定量 | | | |
| 3）薬剤名 | 推定量 | | | |
| 4. 抗がん薬がこぼれた経緯 | | | | |
| 5. こぼれた抗がん薬に曝露した危険性のある者 | | | | |
| 1）氏名 | 年齢： | 歳 | 所属： | 連絡先： |
| 2）氏名 | 年齢： | 歳 | 所属： | 連絡先： |
| 3）氏名 | 年齢： | 歳 | 所属： | 連絡先： |
| 6. こぼれた抗がん薬に曝露した危険性のある者への対処内容 | | | | |
| 7. こぼれた抗がん薬の掃除手順 | | | | |
| 8. こぼれた抗がん薬の掃除に関係した者 | | | | |
| 1）氏名 | 年齢： | 歳 | 所属： | 連絡先： |
| 2）氏名 | 年齢： | 歳 | 所属： | 連絡先： |
| 3）氏名 | 年齢： | 歳 | 所属： | 連絡先： |
| 備考 | | | | |

抗がん薬がこぼれた際には、この用紙に記載し、外来化学療法室へ提出して下さい。併せて、院内のインシデントレポートへも入力して下さい。

図5　抗がん薬こぼれ時の報告書

第Ⅱ章　薬剤業務補助者に必要な知識と業務例

　抗がん薬の飛散が起きた場合は，スピルセットを適切に使用し，手順書に従って対応することで，汚染を最小限に抑えることができます．日頃から，スピルセットの配置場所を確認し，使用方法を習得しておくことが大切です．

## 6　衛生管理

　衛生管理は，病院内での感染予防と感染拡大防止のために非常に重要です．薬剤業務補助者を含む病院内のスタッフは，適切な手洗いや器具・環境の洗浄と清掃を徹底することで，患者さんや他の医療従事者の健康を守ります．また，感染症に関する最新情報を把握し，適切な対策を講じる必要があります．

### ❶ 手洗い

　医療現場における感染予防の基本は，適切な手洗いを行うことです．病原体は主に手を介して伝播するため，手洗いは感染リスクを大幅に減らすことができます．

　また，正しい手洗いは，医療現場における感染予防の基礎であり，全ての医療従事者が習得すべき重要な技術です．適切なタイミングと方法で手洗いを行うことにより，安全で質の高い医療を提供することができます（第Ⅱ章の3「7　滅菌と無菌操作，消毒と消毒薬」参照）．

#### 1）手洗いの方法

① 流水で手を濡らし，石けんを十分に泡立てる．
② 手のひら，手の甲，指間，指先，親指，手首を念入りに洗う（30秒以上かけることが重要）．
③ 流水でしっかりとすすぎ，清潔なペーパータオルで拭き取る．
④ 手荒れを防ぐために，必要に応じてハンドクリームを使用する．

　特に手洗いが不十分になりやすい部位がありますので，それを意識して手洗いを行います（図1）．

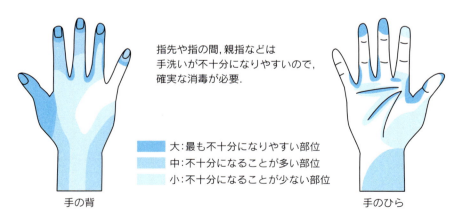

参考：Taylor L. J.：An evaluation of handwashing techniques-1, *Nursing Times*, 74, 54-55, 1978.

図1　手洗いが不十分になりやすい部位

### 3　医療安全

### 2）　手洗いのタイミング

薬剤業務補助者は，基本的に直接患者さんの周辺に触れる機会は多くないと思いますが，処方された医薬品は患者さんが触れるものです．次のような場面では，患者さんや自身も含めた病院スタッフの感染予防のため，必ず手洗いを行ってください．

① 患者の感染予防

薬剤と接触する前（持参薬鑑別の際に医薬品に触れる時，調剤における内服薬の取り揃え時，外来処置室で使用する薬剤を取り揃える時，病棟や外来に薬剤を払い出す前等）

② 病院スタッフ自身の感染予防

業務開始前と終了時，休憩の前後（調剤室への入室前後と覚えておくと良いでしょう）．

### 3）エタノール手指消毒薬の使用

石けんと流水による手洗いができない場合，エタノール手指消毒薬を使用することもできます．ただし，明らかに手が汚れている場合は，石けんと流水で洗浄する必要があります．エタノール手指消毒は流水による手洗いにくらべて簡便なため，薬剤の取り揃え作業の前，休憩の後など，定期的に実施してください．

## ❷ 器具・環境の洗浄と清掃

調剤などで使用した器具は，病原体の伝播を防ぐために適切に洗浄する必要があります．病院内で使用される再使用可能な手術用具や器具類は，供給センターや中央材料室と呼ばれる部署で洗浄，消毒，滅菌されます．薬剤業務補助者は，病院や薬剤部内で行われる器具・環境の洗浄と清掃について知っておく必要があります．特に薬剤師が勤務する場所においては，院内各部署へ払い出される医薬品が多く存在するため，衛生管理に注意して業務を行います．

器具・環境の洗浄と清掃は，感染リスクを減らし，病原体のない清潔な環境の維持のため，適切な手順と頻度で実施する必要があります（第 II 章の 3「7　滅菌と無菌操作，消毒と消毒薬」参照）．

### 1）　環境表面の洗浄と消毒

図 2 は，調剤室で行った ATP[*1] 拭き取り検査（A3 法）の結果（調剤室の備品や机などを拭き取った結果）です．この検査は，生物を含む多くの有機物に存在する ATP，ADP[*2]，AMP[*3] を汚染の指標として利用します．食品衛生検査指針にも記載されており，洗浄評価を数値で得られる（汚れを簡単かつ迅速に数値化できる）ため，衛生状態を可視化することが可能です．図 2 に示したとおり，拭き取りや消毒を怠った場合，有機物による汚染が顕著といえます．

この結果からも分かるように，環境表面（環境中にある物体の表面）を介した病原体の伝播を防ぐため，ドアノブ，トイレなどは定期的に洗浄・消毒する必要があります．特に高頻度で人が接触する機会があるもの（パソコンのキーボードやマウス，電話の受話器など）は，少なくとも 1 日に 2 回，速乾性の消毒薬（エタノール消毒液など）を用いて清掃・消毒します．

---

[*1] アデノシン三リン酸
[*2] アデノシン二リン酸
[*3] アデノシン一リン酸

第Ⅱ章　薬剤業務補助者に必要な知識と業務例

| 測定場所 | ATP 測定値 |
|---|---|
| 錠剤自動分包機 | 208（清拭後） |
| 錠剤ハサミ（写真①） | 2184 |
| キーボード（写真②） | 2432 |
| マウス（写真③）<br>※散薬分包機前の PC | 8380 |
| 調剤用のプラカゴ（写真④） | 1692 |
| 電話子機 | 2124 |
| 製剤室の机 | 841 |
| 薬剤交付窓口の机 | 1300 |

※ 500 以上で汚染と判定．

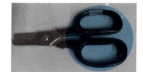
写真①

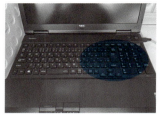
写真②

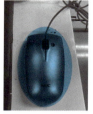
写真③

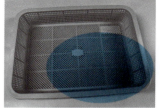
写真④

図2　環境整備の必要性（ATP 拭き取り検査の結果）

### 2）洗浄・消毒後の乾燥

　調剤器具（乳鉢や乳棒など）や環境表面（調剤台，散剤棚など）の洗浄・消毒後は，病原体の増殖を防ぐため，十分に乾燥させることが重要です．

### 3）洗浄・消毒・滅菌

① 洗浄

　目に見える汚れを物理的に除去することです．

② 消毒

　洗浄後に化学的または物理的な方法で処理を行うことです．

③ 滅菌

　耐熱性のある器具（無菌室で使用する金属トレイなど）を，高圧蒸気滅菌器（オートクレーブ）などで処理することです．

---

**column**　　　　　　　　　　**消毒と滅菌**

　「消毒」と「滅菌」は似た言葉ですが，少し意味が異なり，対象物によって「消毒」で処理するか「滅菌」で処理するかを決めています．

消毒：生存する微生物の数を減らすために用いられる処理方法で，必ずしも微生物を全て殺滅したり除去するものではありません．

滅菌：物質中の全ての微生物を殺滅または除去する処理方法で，さまざまな滅菌法があります．よく使用されるのは高圧蒸気滅菌で，適切な温度と圧力の飽和水蒸気中で加熱することにより微生物を殺滅します．

**3 医療安全**

### ❸ メチシリン耐性黄色ブドウ球菌（MRSA*）などによる院内感染

MRSA は，病院内感染の主要な原因菌の一つで，抗菌薬であるメチシリンを含む多くの β - ラクタム系抗菌薬に耐性を示す黄色ブドウ球菌（薬剤耐性菌）です．常在菌であるため，MRSA は病院などにも多く存在していますが，健康な人には通常無害です．一方，免疫機能の弱った患者さんが感染した場合は，重篤な症状を引き起こすことがあります．そのため，院内で感染が拡大しやすく，感染症の治療を難しくします．また，MRSA は皮膚や鼻腔などに定着し，術後創部感染，肺炎，敗血症などの感染症を引き起こします．感染経路は主に医療従事者の手指を介した接触感染ですが，医療機器や環境表面からの感染も起こります．

MRSA を含む薬剤耐性菌の感染予防として，標準予防策（スタンダード・プリコーション）があります．手指衛生は最も基本的かつ効果的な予防策であり，医療従事者は石けんと流水による手洗いや速乾性手指消毒薬（アルコール消毒液など）の使用を徹底する必要があります．また，手袋，ガウン，マスクなどの個人防護具（PPE）の適切な使用により，感染リスクを最小限に抑えることができます．

多くの医療機関には，感染制御チーム（infection control team：ICT）や抗菌薬適正使用支援チーム（antimicrobial stewardship team：AST）という組織が設けられています．これらのチームは，院内で使用される抗菌薬の使用状況や感染状況を管理し，感染拡大防止に努めており，薬剤師も参画しています．

不適切な抗菌薬の使用は，薬剤耐性菌の発生を促進します．抗菌薬は，感受性のある細菌感染症に対してのみ使用し，適切な薬剤選択，用量，投与期間を遵守することが重要です．なお，医療機関内では，感染管理に関する取り組みの意義や理解を進める上で，抗菌薬の適正使用ルールに関する教育が適宜行われています．

---

**column　　標準予防策（スタンダード・プリコーション）**

標準予防策は，感染症の有無に関わらず，全ての患者さんのケアに対して適用される予防策で，感染経路別対策に先立って遵守すべき基本的な手順です．

患者さんの血液，体液，排泄物，あるいは傷のある皮膚や粘膜を扱う時の感染予防として広く知られており，手袋着用と手洗いが基本とされています．

---

### ❹ 結核

結核は結核菌による世界的な感染症で，空気感染によって伝播します．結核は適切な感染予防策を実施することによって院内感染を防ぐことができるので，医療従事者一人ひとりが結核に関する知識を深め，感染予防に取り組むことが重要です．

### ❺ インフルエンザウイルス感染症

冬季を中心に流行するインフルエンザウイルス感染症は，その予防及び対策について理解することが大切です．インフルエンザウイルスは飛沫感染や接触感染により容易に伝播するため，

---

*  methicillin-resistant *Staphylococcus aureus*

第Ⅱ章　薬剤業務補助者に必要な知識と業務例

医療現場では特に予防対策と発症時の対応が重要となります．

### 1）　インフルエンザワクチンの接種

薬剤業務補助者を含む医療従事者は，自己保護と患者さんへの感染防止のため，可能であれば，流行前の毎年 10～12 月にインフルエンザワクチンを接種するようにしてください．

### 2）咳エチケットと手指衛生の徹底

咳やくしゃみをする際は，ティッシュで口と鼻を覆い，使用後はすぐに捨ててください．また，石けんと流水による手洗いやアルコール（エタノール）消毒を行い，感染予防に努めることも必要です．

### 3）発症時のすみやかな医療機関受診と治療

インフルエンザウイルス感染症の疑いがある症状が出た場合，早期に医療機関を受診し，適切な治療を受けてください．また，体調が優れない状態で無理をして勤務することがないようにしてください．

### 4）発症した職員の出勤自粛

インフルエンザウイルス感染症に罹患した場合，勤務している医療機関のルールに従い，症状が改善するまで自宅待機となります．医療機関内の管理者に報告するとともに，指示に従って出勤可能日などを確認してください．

## ❻　ノロウイルス感染症

ノロウイルスは，ウイルスの数が少量であっても感染することがあり，主に経口感染により伝播します．汚染された食品や水，感染者との直接接触，または汚染された環境表面との接触により感染が広がります．感染すると，嘔吐，下痢，腹痛，発熱などの症状が 24～48 時間で現れます．多くの場合 2～3 日で回復しますが，乳幼児，高齢者，免疫力が低下している人では重症化することがあります．

予防には手洗い，消毒が重要であり，トイレ使用後や食品を扱う前の石けんと流水での手洗いや，汚染された場所の適切な消毒は必須です．医療機関では，ノロウイルス感染が疑われる場合にはすみやかに報告し，隔離措置と感染拡大防止策を講じます．また，医療従事者は手袋やマスク，ガウンなどの PPE を使用して感染リスクを最小限に抑える必要があります．

ノロウイルスは，院内アウトブレイク（通常発生しているレベル以上に感染症が増加すること）のリスクが高いため，医療機関では日頃から衛生管理を徹底し，感染予防に努め，感染が疑われる場合には適切な対応が求められます．インフルエンザウイルス感染症と同様，勤務している医療機関のルールに従って行動してください．なお，牡蠣などの二枚貝による食中毒もノロウイルス感染によるものです．

## ❼　新型コロナウイルス感染症（COVID-19）

COVID-19 は，医療従事者にとって近年まれにみる大きな脅威となっています．適切な感染防御策を講じ，感染リスクを最小限に抑えることが重要です．一人ひとりが感染対策を徹底し，安全な医療環境を守ることを意識してください．

感染の標準予防策として，マスクの着用，手洗い・手指消毒，ソーシャルディスタンスの確保が挙げられます．医療従事者は感染リスクが高いため，標準予防策に加え，接触・飛沫予防

3　医療安全

策を徹底し，適切な PPE の着用が必須です．昼食時や休憩中に換気の悪い部屋でマスクを外
して会話することなどは，感染拡大のリスクが高くなるため避けるべきです．また，体調不良
時には出勤を控え，感染が疑われる場合はすみやかに医療機関内の管理者に報告するとともに，
検査を受けることが求められます．なお，薬剤業務補助者も感染リスクを最小限に抑えるため，
医療機関が定めた適切な感染防御策を講じ，安全な医療環境の維持に努める必要があります．

### ❽ ウイルス抗体価検査とワクチン接種

　多くの医療機関では，医療従事者だけでなく，事務職員も含めた全職員に対して，ウイルス
抗体価の検査を求めます．麻疹，風疹，水痘，流行性耳下腺炎（おたふく風邪），B 型肝炎が
対象となり，ウイルス抗体価が少ない場合，適切なワクチン接種が必要となります．これは患
者さんだけでなく，医療機関内の全職員に対する健康管理への配慮であることを理解し，勤務
先医療機関の指示に従うことが求められます．

## 7　滅菌と無菌操作，消毒と消毒薬

### ❶ 滅菌

　滅菌とは，無菌状態，つまり全ての微生物を殺滅または除去することです．その方法として
は，加熱法（高圧蒸気滅菌（オートクレーブ），乾熱滅菌），放射線法，ガス法（酸化エチレン
ガス滅菌，過酸化水素ガスプラズマ滅菌）などがあります．また，熱によって壊れたり，変性
しやすい物質を滅菌する場合には，ろ過滅菌法（孔径 0.22 ミクロン以下のフィルターを使用）
が用いられ，院内製剤調製時に使用します．これらの中で，薬剤業務で汎用される 3 つの滅
菌法について解説します．

#### 1）　高圧蒸気滅菌

　　高圧蒸気滅菌器により，適切な加熱温度と圧力の飽和水蒸気中で微生物を殺滅します．器
具以外にも水溶液や培地などに幅広く用いられますが，高温・高圧水蒸気に耐えるものであ
ることが条件です．操作手順と薬剤業務補助者へのアドバイスを表 1 に示します．

#### 2）　乾熱滅菌

　　乾燥空気中で加熱することによって滅菌する方法です．高圧蒸気滅菌よりも使用温度がか
なり高いため（160〜180℃），その適用範囲は限定されます．操作手順と薬剤業務補助者へ
のアドバイスを表 2 に示します．

127

# 第Ⅱ章 薬剤業務補助者に必要な知識と業務例

### 表1 高圧蒸気滅菌の操作手順とアドバイス

**手順**
① 滅菌器（写真①）に適量（縦型の機器であれば，金属すのこが浸る程度）の精製水（もしくは蒸留水）を入れる．
② 滅菌する前に，滅菌したい器具等の開口部あるいは全体をアルミホイルで覆う．
③ 滅菌インジケータ[*]を器具等の外側に貼付する（正しく高圧蒸気滅菌された場合，「滅菌済み」などの文字が浮き出る（写真②））．
④ 121℃で20分間にセットし，滅菌器を稼働する（121〜124℃で15分間以上の処理（第十六改正日本薬局方））[**]．
⑤ 自然に室温になるまで待ち，滅菌器から滅菌した器具等を取り出し，整頓する．

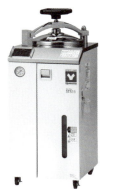

写真① 高圧蒸気滅菌器（ラボ用）

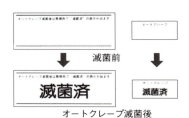

写真② 滅菌インジケータ

写真提供：ヤマト科学株式会社（写真①） 日油技研工業株式会社（写真②）

**薬剤業務補助者へのアドバイス**
・滅菌器に滅菌したいものを詰め込まない（滅菌器の容量の6割程度以下とする）．
・バイアルびん，ネジ口びんなどに液体を入れて滅菌する際は，キャップを取り外すか，十分に緩める．
・液体を滅菌をする場合は，容器の容量の約2/3以下とする．
・滅菌後は排水する．
・週に1回程度，滅菌器を清掃する（特に内部）．また，多くの滅菌器は，1年に1回の自主点検が法的（労働安全衛生法）に義務付けられているので，滅菌器に附属の点検要領に従って自主点検を実施する（点検記録は3年以上保存）．

### 表2 乾熱滅菌の操作手順

**手順**
① 滅菌したい器具を洗浄・乾燥し，開口部あるいは全体をアルミホイルで覆う（ピペット類は滅菌缶に入れる）．
② 乾熱滅菌用の滅菌インジケータを貼付する．
③ 滅菌器内で，160〜170℃であれば120分間，170〜180℃であれば60分間，180〜190℃であれば30分間加熱する（第十六改正日本薬局方）[**]．
④ 滅菌終了後は電源を切り，取り出せる温度になるまで待つ．

**薬剤業務補助者へのアドバイス**
・滅菌器内の温度が上昇するまでには時間がかかるので，滅菌器の温度に注意する（滅菌時間は目的の温度に達してから計測する）．

---

[*] 滅菌効果の確認で最も信頼性が高いものは，バイオロジカルインジケータと呼ばれる方法です．この方法では，滅菌指標菌として特別な胞子が封入された指標体を同時に滅菌し，その後に培養して胞子が死滅しているかどうかによって滅菌効果を判定します．
[**] 第十七改正日本薬局方以降は，滅菌条件等は定められていません．積載物の形や量で規定されるため，インジケータを用いたバリデーションを各施設で行うことが望ましいといえます．

### 3) ろ過滅菌（フィルター滅菌）

　少量の液体（点眼液や注射液），熱に不安定な溶液，生体高分子，有機溶媒を滅菌する場合，ろ過滅菌が適しています．

　フィルターの材質にはナイロン，PVDF，PES，セルロースアセテートなどがあり，親水性と有機物の吸着性を基準に，目的やサンプルに合わせて選択します．通常，孔径（穴の大きさ）は，0.22 あるいは 0.20 ミクロンのものを選択します．マイコプラズマを除去する場合は，孔径が 0.1 ミクロンのフィルターが必要です．

　通常，ろ過滅菌は無菌室内で行います．また，滅菌後の液体を入れる容器は，あらかじめ高圧蒸気滅菌あるいは乾熱滅菌済みのものを使用します．なお，繰り返し使用する器具も同様に滅菌しておきます．

## ❷ 無菌操作

　注射薬の調製などで行う無菌操作は，調製する薬剤が外界環境の微生物に汚染されないようにする手技・手法です．薬剤業務での無菌操作やガウンテクニックについては，注射薬調剤及び製剤の項で詳述していますので参照してください（第Ⅰ章の3「3　特殊な調剤（高カロリー輸液・抗がん薬の無菌調製」参照）．

　また，無菌操作は，縫合などの創傷処置，手術，出産，注射，気管吸引，カテーテル挿入の他，骨髄穿刺や腰椎穿刺といった身体に針を挿入するような検査の際にも用いられます．

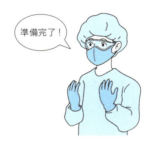

## ❸ 消毒

　生存する微生物の数を減らすために用いられる処置法で，必ずしも微生物の全てを殺滅，除去するものではありません．

　消毒方法には，大きく分けて「物理的消毒法」と「化学的消毒法」の2つがありますが，薬剤師業務と関連するのは後者になります．

### 1) 物理的消毒法

　医療現場で用いられる可能性のある消毒法は，煮沸法（沸騰水中で15分間以上煮沸）と，紫外線法があります．しかし，効果は不十分なのでほとんど用いられないと考えられます．

### 2) 化学的消毒法

　気体（オゾンなど）あるいは液体（消毒薬）を用いる消毒法です．生体あるいは環境と，非耐熱性医療用器具が対象となります．化学的消毒法は，洗浄などの諸条件が整わなければ，常に期待される効力を得ることができません．また，化学物質としての消毒薬は，患者・医療従事者・環境に及ぼす影響について，安全性の面から注意が必要です．

第Ⅱ章　薬剤業務補助者に必要な知識と業務例

### ❹ 消毒薬

#### 1） 消毒薬の強さ（消毒水準）

消毒薬は殺菌可能な微生物の分類から，高水準消毒薬，中水準消毒薬，低水準消毒薬に大きく分類されます（表3）．

#### 2） 高水準消毒薬

高水準消毒薬は，接触時間を長くすれば真菌・芽胞など，あらゆる微生物を殺滅できるため，化学滅菌剤（chemical sterilants）とも呼ばれます．グルタルアルデヒド（グルタラール）とフタラールが該当し，最も強力な殺菌効果を示します（耐性菌もできません）．フタラールはグルタラールよりも揮発性が低く，使いやすいという利点がありますが，アナフィラキシーショックが多数報告されています（表3）．

#### 3） 中水準消毒薬

中水準消毒薬は，結核菌やその他の細菌，ほとんどのウイルス，真菌を不活化もしくは死滅させることができます．ポビドンヨード，次亜塩素酸ナトリウム等のハロゲン化合物，消毒用エタノール，クレゾール石けん液などが該当します．これらは比較的広い殺菌スペクトルを持ち，人体にも適応できるので有用性が高いといえます（表3）．

#### 4） 低水準消毒薬

低水準消毒薬は，ほとんどの細菌と一部の真菌やウイルスに有効ですが，結核菌や芽胞には無効です．また，緑膿菌などのブドウ糖非発酵グラム陰性桿菌にも効力が弱く，このグループの消毒薬に耐性を獲得した微生物も数多く存在します．クロルヘキシジングルコン酸塩，ベンザルコニウム塩化物，両性界面活性剤などがあります（表3）．

表3　消毒薬の分類と抗菌スペクトル[1]

| 医薬品名 | 一般細菌 | MRSA | 緑膿菌 | | 結核菌 | 真菌 | 芽胞 | ウイルス | | |
| --- | --- | --- | --- | --- | --- | --- | --- | --- | --- | --- |
| | | | 感受性菌 | 耐性菌 | | | | 一般 | HIV | HBV |
| 低水準：low-level disinfectant | | | | | | | | | | |
| ベンザルコニウム塩化物[1]* | ○ | △ | ○ | × | × | △ | × | × | × | × |
| ベンゼトニウム塩化物[1]* | ○ | △ | ○ | × | × | △ | × | × | × | × |
| アルキルジアミノエチルグリシン塩酸塩[2]* | ○ | △ | ○ | × | △ | △ | × | × | × | × |
| クロルヘキシジングルコン酸塩* | ○ | △ | ○ | × | × | △ | × | × | × | × |
| 中水準：intermediate-level disinfectant, tuberculocidal disinfectant | | | | | | | | | | |
| クレゾール石けん液 | ○ | ○ | ○ | ○ | ○ | △ | × | × | × | × |
| 消毒用エタノール | ○ | ○ | ○ | ○ | ○ | ○ | × | ○ | ○ | × |
| ポビドンヨード | ○ | ○ | ○ | ○ | ○ | ○ | △ | ○ | ○ | × |
| 希ヨードチンキ | ○ | ○ | ○ | ○ | ○ | ○ | △ | ○ | ○ | × |
| 次亜塩素酸ナトリウム | ○ | ○ | ○ | ○ | ○ | ○ | △ | ○ | ○ | ○ |
| 高水準：high-level disinfectant | | | | | | | | | | |
| グルタルアルデヒド | ○ | ○ | ○ | ○ | ○ | ○ | ○ | ○ | ○ | ○ |

○：有効　△：効果が弱い場合がある　×：無効
[1] 陽イオン界面活性剤
[2] 両性界面活性剤
*抗菌スペクトルが限定され，耐性菌も存在するので，注意して使用する．

## 3 医療安全

### 5) 消毒薬の適応対象

消毒薬の適応対象を表4に示します．抗菌薬と違って，消毒薬は微生物に対してのみ毒性を示すわけではなく，人体に対しても毒性を持ちます．そのため，呼吸器や体腔内への使用は避けなければなりません．

表4　使用目的から見た消毒薬の選択[1]

| 区分 | 消毒薬 | 環境 | 金属器具 | 非金属器具 | 手指皮膚 | 粘膜 | 排泄物による汚染 |
|---|---|---|---|---|---|---|---|
| 高水準 | グルタルアルデヒド | × | ○ | ○ | × | × | △ |
| 中水準 | 次亜塩素酸ナトリウム | ○ | × | ○ | × | × | ○ |
| | 消毒用エタノール | ○ | ○ | ○ | ○ | × | × |
| | ポビドンヨード | × | × | × | ○ | ○ | × |
| | クレゾール石けん液 | △* | × | × | × | × | ○ |
| 低水準 | 陽イオン界面活性剤 | ○ | ○ | ○ | ○ | ○ | △ |
| | クロルヘキシジングルコン酸塩 | ○ | ○ | ○ | ○ | × | △ |
| | 両性界面活性剤 | ○ | ○ | ○ | ○ | ○ | △ |

○：使用可能　△：注意して使用　×：使用不可
*主に糞便消毒．広い環境には散布しない．

特に，高水準消毒薬のグルタラールやフタラールは毒性が強いため，人体には使用できません．これらの主な対象は，高度な消毒が必要な内視鏡や手術器具などです．

中水準消毒薬のポビドンヨードは，人体に用いる消毒薬では作用は強いものの毒性は低いので，希釈することによって粘膜（例えば，口腔内）にも適用可能です．しかし，成分であるヨウ素は吸収されやすいため，長期や頻回の使用には注意が必要です．次亜塩素酸ナトリウムは，抗ウイルス作用を持ち，高濃度液では有機物分解作用を利用して汚染血液の付着した床の消毒に用いられ，低濃度液では低残留性であることを利用して食器や哺乳瓶，リネンなどに用いられます．消毒用エタノールは速効性があり，すみやかに蒸発することから，注射部位の皮膚や体温計など，主に清拭法として用いられます．カット綿に消毒用エタノールを染み込ませたものを酒精綿（アルコール綿）といい，以前は，カット綿を消毒用エタノール入りの容器にあらかじめ浸しておき（作りおき），注射部位等の消毒に用いていました．しかし，作りおきではアルコールの揮発による殺菌効果の減少や細菌汚染の懸念から，現在では個包装型のものが使用されています．

クロルヘキシジングルコン酸塩やベンザルコニウム塩化物などは無色，無臭，低毒性であり，人体や環境などに汎用されていましたが，耐性菌発生の問題などにより使用は減少しています．

表5に消毒薬の使用上のポイントを示します．

表5　消毒薬使用上のポイント

① 消毒薬は多かれ少なかれ金属を腐食させる．
② 注射等で皮膚を消毒する際は，穿刺部を中心として外側へ円を描くように拭く．
③ 消毒用のカット綿などは，同じ部位であっても再使用はしない．
④ 希釈した消毒薬を漫然と使用すると，消毒薬に耐性を持った微生物汚染を起こす原因となる．

第Ⅱ章 薬剤業務補助者に必要な知識と業務例

### ❺ 手指消毒

　感染症の原因となる病原体は，しばしば手を介してヒトからヒトに感染します．手洗いは，感染対策における最も簡便かつ有効な方法です．手洗いがおろそかになれば，取り揃えた医薬品を介して患者さんが病原体に感染する危険性もあります．アルコール（擦式手指消毒剤）を使用した手洗いは，短時間で効率良く手指表面を消毒します．しかし，明らかに手が汚れている場合や急性胃腸炎の流行期は，石けんと流水による手洗いの併用が必須となります．手洗いの方法を図1，図2に示します．

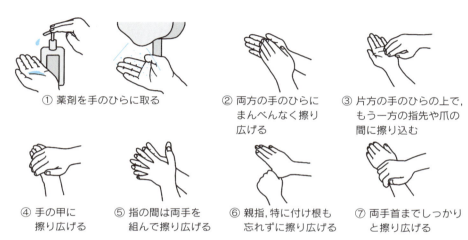

図1　アルコール（擦式手指消毒剤）を用いた手指消毒

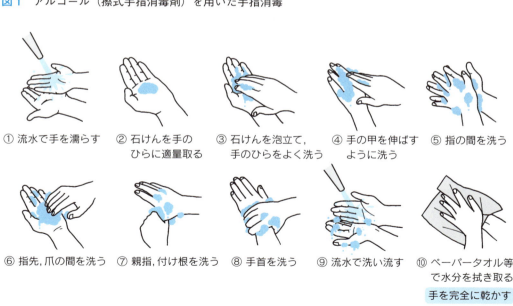

図2　石けんと流水による手指消毒

#### 参考文献
1) 松原和夫, 千葉薫：「消毒薬」, Disinfection and Antiseptic（DIAs）, **7**, 4-7, 吉田製薬, 2004.

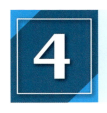
# 薬剤業務補助者の業務例

## 1 大阪府済生会中津病院薬剤部
### －内服調剤室における薬剤業務補助者の業務例－

　薬剤業務補助者は，薬剤師の指導の下，さまざまな業務を行っています．これらの業務は，薬剤師が調剤業務に専念できるよう支援することを目的としています．図は，済生会中津病院（以下，当院）薬剤部の調剤業務における薬剤師と薬剤業務補助者の業務フローです．本項では図のフローに沿って，内服調剤室での外来院内調剤の業務内容と注意点について解説します．

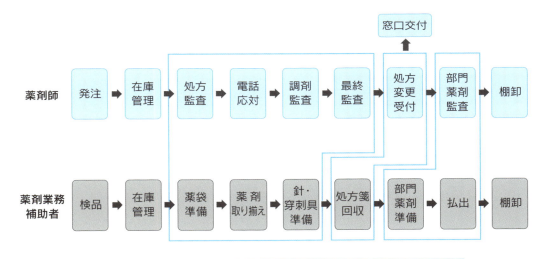

図　調剤業務における薬剤師と薬剤業務補助者の業務フロー

### ❶ 医薬品の検品と在庫管理

　医薬品の検品は，納品された医薬品が発注内容と一致しているかどうかを確認する重要な作業です．医薬品は高額であるため，適切な発注と検品作業が大切です．当院の場合，発注は薬剤師が担当し，検品は薬剤業務補助者（薬剤部事務職員）が担当します．検品を終えた医薬品を倉庫（施設によっては，直接，調剤室や注射剤室）に運び，在庫管理を行います．薬品棚の在庫が少なくなった時は，適宜，当該医薬品を倉庫から薬品棚へ補充します．この作業では，医薬品の名称，規格，数量に注意し，間違いのないように行うことが大切です．

133

第Ⅱ章　薬剤業務補助者に必要な知識と業務例

### ❷ 薬剤説明文書・服薬説明書の準備，薬袋準備

　患者さんに医薬品を交付する際，薬剤説明文書や服薬説明書を薬袋に同封します．これらの文書は，患者さんが医薬品を正しく使用するための重要な情報を提供しています．薬剤業務補助者は，これらの文書を準備し，薬袋に入れる作業を行います．また，薬袋プリンターの用紙が切れないよう，定期的に補充します．

### ❸ 処方箋に基づく薬剤取り揃え作業

　薬剤業務補助者は処方箋記載の薬剤取り揃え情報に基づいて，必要な医薬品を薬品棚から取り揃える作業を行います．この作業では，処方箋の薬剤取り揃え情報を正確に理解し，適切な医薬品を選択することが重要です．その際，医薬品の期限や状態を確認します．当院では，品質の良い医薬品を提供できるよう心がけています．薬剤業務補助者が取り揃えた薬剤，薬袋，おくすり手帳シールなどは，仕上がった順に薬剤師による監査が行われます．その後，別の薬剤師による最終監査を経て，外来患者に交付します．

### ❹ インスリン注射針・穿刺具の準備

　インスリン注射を必要とする患者さんのために，注射針や穿刺具を準備します．この作業では，患者さんごとに適切な種類の注射針や穿刺具を処方箋に基づいて取り揃えます．清潔な状態で提供できるよう，取り揃え作業前には手指消毒を行い，感染拡大防止に努めながら作業を行っています．また，薬剤部で取り扱う医薬品以外の物品は，SPD（supply processing and distribution：院内物流管理業務（医療材料物流管理業務））での管理を実施しており，SPD管理カードを用いて適切な在庫量を維持管理しています．

### ❺ 診療科からの変更処方箋の対応

　すでに発行済みの処方箋の内容が変更となった場合，診療科から薬剤部あてに連絡が入ります．連絡を受けた薬剤師は，薬剤業務補助者に当該処方箋の回収を依頼します．なお，処方箋の状況（調剤前，調剤中，調剤済）によって対応が異なります．いずれにしても，外来院内調剤においては，すみやかに対応する必要がありますので，薬剤業務補助者は，変更対象となった処方箋を回収し，薬剤師に渡します．薬剤師は調剤済みか否かを確認した上で，処方オーダー上でのロック解除を行います．その後，医師からの処方修正を待ちます．

　処方箋の変更内容（院内処方から院外処方への変更，薬剤の追加・削除，日数調整，用法用量の変更など）に応じて，薬剤業務補助者は薬剤師の指示のもと，必要に応じて薬剤の取り揃えや中止薬の返却などの作業を行います．

　処方箋の内容変更にともない，薬剤業務補助者は患者さんへの重複与薬や，処方薬の交付忘れ，別の患者さんへの薬剤交付などが起きないように，薬剤師と協働しながら業務を行います．

### ❻ 部門薬剤の準備・払出業務

　薬剤業務補助者は，調剤済みの入院処方箋薬の払い出しを行います．また，手術室，血管造影室，内視鏡センターなど，院内で処置を実施する部署への薬剤を取り揃えます．必要な薬剤は部署ごとに決まっているため，日々の使用分をカートに補充し，翌日の業務開始時まで

**4 薬剤業務補助者の業務例**

カートごと薬剤部内に保管します．この作業により，院内での薬剤管理を向上させ，薬剤盗難など事故を防ぐ役割を果たしています．

### ❼ 棚卸業務

　入院患者の薬剤返却などにより，理論在庫と実在庫に差異が生じることがあります．その場合，差異の修正のため，医薬品を保管している倉庫の棚卸作業を行います（あわせて使用期限の確認も行います）．また，期末にも薬剤師や薬剤業務補助者が2名1組となって棚卸作業を実施します．なお，外部監査法人の立ち合いのもとで棚卸作業を実施することもあり，記録の保存など，手順に沿った作業が求められます．

　このように当院の内服調剤室では，薬剤業務補助者が薬剤師と同じ空間で作業を行っています．また，業務上判断を迷うような事項に対しては，常に薬剤師に相談できる体制を整えており，安心して業務に専念できる職場環境づくりを日頃から心がけています．

## 2 神戸大学医学部附属病院薬剤部 －内服調剤室における薬剤業務補助者の業務例－

　薬剤業務補助者は，内服薬を扱う調剤室においてさまざまな業務を行っています．本項では，神戸大学医学部附属病院（以下，当院）薬剤部の調剤室における薬剤業務補助者の業務の一部を紹介します．

### ❶ 医薬品取り揃え関係

#### 1）　処方箋の仕分け（薬剤師による処方監査前の作業）

　各プリンターから出力される印刷物（処方箋，お薬説明書，薬袋など）を患者さんごとに仕分けます．この時，特に<u>患者氏名や処方箋番号が全て一致していることを1枚ずつ必ず確認</u>します．

　その後，薬剤師の処方監査（初期監査）に回し，監査が終われば次のステップに進みます．

#### 2）　医薬品の取り揃え

◆手取りで行う場合

① 携帯情報端末（personal digital assistant：PDA）を用いた機械照合（ピッキングサポートシステム）により，処方箋に印字されたバーコードを読み込みます（写真・図1）．

② PDAで医薬品のバーコードと照合し，取り揃える医薬品の種類が間違っていないことを確認します（間違っていると警告音が鳴ります）．さらに，医薬品の総量がPDAの表示と一致しているか確認します．

③ 処方箋を確認して該当する薬袋に入れます．

④ 処方箋に「説」の記載があるものは，当該医薬品の説明書を入れます．

⑤ 処方箋下部にある押印欄の「錠剤取り揃え」欄に押印します（図2）．

135

第Ⅱ章　薬剤業務補助者に必要な知識と業務例

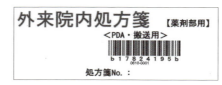

図1　処方箋に記載のバーコード

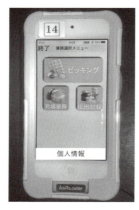

写真　PDA　　　図2　処方箋の押印欄

◆一包化調剤の指示になっている場合

① 自動錠剤包装機（automatic tablet counting and packing system：ATC）から払い出された一包化薬剤と処方箋との突合作業を行います．具体的には，一包化の最初の包（タグ部分）に印刷されている処方箋番号8桁と患者氏名が処方箋と同じであるか確認します．

② 包数を確認します．
例：朝・昼・夕服用で，7日分ならタグ部分を除き，合計で21包あるかを確認します．

③ 一包化された薬剤を薬袋に入れます．

④ 処方箋下部にある押印欄の「ATC取り揃え」欄に押印します（図2）．

### 3）最終監査へ回す

医薬品の取り揃えが終わったら，取り揃えた薬剤一式を薬剤師の最終監査に回します．

## ❷ 医薬品の郵送

医薬品の一部が在庫にない場合などは，後日，当該医薬品を患者さんの自宅に郵送することがあり，その対応を行います．

① 薬剤師から，調剤済医薬品と患者控え，患者情報のコピーを受け取ります．

② 患者情報のコピーを基に，送付用封筒の宛名書きや送付状等を作成します．

③ 送付の準備が整ったら，調剤済医薬品と患者控え，送付用封筒の宛名，送付状を薬剤業務補助者2人で確認し，郵送手続きをします．この時，患者情報のコピーは郵送せず，決められた場所に保管します．

## ❸ その他

### 1）手書き処方箋への対応

① 病棟等から看護助手などが持参する手書き処方箋を受け取ります．

② 薬袋を準備し，日付と患者名を記入します（薬剤の大きさや状況に応じて，袋かラベルを使い分けます）．なお，入院・外来とも，患者さんに直接交付する分は全て薬袋かラベルを作成します．

#### 4 薬剤業務補助者の業務例

③　薬袋の準備ができたら，処方箋と一緒にピンチやクリップ等でまとめ，調剤室の薬剤師に渡します（取り揃えが可能な医薬品については，取り揃えも行ったうえで薬剤師に渡します）.

※注意点

①　手書き処方箋には薬品棚の棚番号（棚番）の記載がないため，医薬品インデックス（あいうえお順の医薬品名に対応させた棚番と列・行を記載したもの）を使用します.

②　手書き処方箋は PDA による照合が行えません. そのため，インデックスを用いて棚番を確認し，指示書の総量に基づいた取り揃えを行った後，薬剤師 2 名による二重監査を実施します.

表　医薬品インデックス（一部抜粋）

| 医薬品名 | 棚番 | 列 | 行 |
|---|---|---|---|
| アザニン錠 50 mg | B | 2 | ア |
| アトルバスタチン錠 10 mg「NP」 | B | 1 | イ |
| アナストロゾール錠 1 mg「NK」 | A | 1 | ア |
| アプリンジン塩酸塩カプセル 10 mg「NP」 | A | 2 | ア |
| アベロックス錠 400 mg | A | 3 | ア |
| アミティーザカプセル 24 µg | B | 2 | イ |
| クエン酸第一鉄 Na 錠 50 mg「サワイ」 | C | 12 | ア |
| タケキャブ錠 20 mg | D | 5 | ア |

### 2)　自動錠剤包装機へのバラ包装の医薬品の補充（PDA 等による機械照合が可能な場合のみ）

薬剤を PTP（press through package）シートから外し，個別包装されていないバラバラの状態（バラ包装）にして自動錠剤包装機に補充します. その際，薬剤がそれぞれの充填用カセットに正しく充填されているかどうかを確認するため，PDA 等を用いて充填用カセットと薬剤を機械照合します（第 II 章の 1「3　基本的な補助業務」参照）.

### 3)　処方箋の保管・管理作業

調剤済み処方箋を後で取り出しやすいように，日付ごと，処方区分ごと（外来院内，入院定期など）に分類して段ボール箱に収納し，保管・管理します.

### 4)　納品された医薬品の収納作業

当院では医薬品の検品作業は事務部の職員が行っており，薬剤業務補助者は検品後の医薬品の収納作業を行っています.

### 5)　電話対応

外来診察室や入院病棟からの急ぎで医薬品を取りに来る連絡や，処方中止の初期連絡の対応などについては，薬剤業務補助者がマニュアルに従い行っています.

137

第Ⅱ章　薬剤業務補助者に必要な知識と業務例

> ## **Point** 薬剤業務補助者の業務
>
> 　医療施設によっては，次のような業務を薬剤業務補助者が行うこともあります．状況によってその内容は変わりますが，薬剤師が最終的に責任をとるということに変わりはありません．
> ① 医薬品の棚卸と期限管理
> 　定期的（例えば，1ヵ月ごと）に薬品棚の在庫数を確認し，実際の在庫数と在庫管理システム上の数量が一致しているか確認する作業（棚卸）を行います．在庫数に差異がある場合は，原因を調査し，薬剤師に報告します．また，棚卸の際に医薬品の期限管理を実施することで，期限切迫品の管理や廃棄薬剤の管理にも役立てることができます．
> ② 各部署への医薬品準備と払い出し
> 　各部署からの医薬品の請求が伝票で行われた場合，必要な医薬品を準備し，払い出しを行います．この作業では，請求伝票の内容を正確に理解し，医薬品を取り揃えることが重要です．また，医薬品の払い出しに際しては，部署名や数量を確認し，間違いのないように行います．

## 3　地方独立行政法人りんくう総合医療センター薬剤部門 －注射調剤室における薬剤業務補助者の業務例－

　注射薬調剤は，病院薬剤部の中でも重要な仕事の一つです．自動注射薬払出機（アンプルピッカー）やピッキングサポートシステム（機械照合）が普及し，多くの病院薬剤部では，薬剤業務補助者が注射薬の取り揃えを行い，薬剤師が最終監査を実施するという流れで，注射薬調剤を行っていることでしょう．薬剤師と薬剤業務補助者でスムーズに協働作業を行うには，あらかじめ業務分担を取り決めておく必要があります．本項では，りんくう総合医療センター（以下，当院）の薬剤部門注射調剤室における薬剤業務補助者の業務を紹介します．

　薬剤業務補助者が注射調剤室で行う業務は，主に次のとおりです．
・注射調剤業務における補助
・返品及び充填業務
・定数配置薬取り揃え業務における補助
・納品された医薬品の検品
・アンプルピッカーへの注射薬の充填

　この中でも，業務の主となる「注射調剤業務における補助・返品及び充填業務」，「定数配置薬取り揃え業務における補助」について紹介します．

### ❶ 注射調剤業務における補助・返品及び充填業務

#### 1）　注射調剤とは

　注射調剤業務は，「処方監査」と「正確に注射薬を取り揃えること」の2つの要素から成っています．当院では「正確な注射薬の取り揃え」の工程を薬剤業務補助者が行っています．また，「処方監査」では，薬剤師が全ての注射処方箋に対して，投与量，投与速度，配合変化等に問題がないかどうかを確認します．

## 4 薬剤業務補助者の業務例

### 2) 具体的な業務手順

具体的な注射調剤業務の手順ですが，電子カルテから注射処方箋を発行すると，アンプルピッカーにデータが送信され，トレーごとに患者ラベルと注射処方箋どおりの注射薬が自動的に払い出されます（写真1）．大きな医薬品や，冷所に保管されている注射薬はアンプルピッカーに充填できないため，医薬品棚から直接手で取り出します．その後，注射処方箋を基に，1施用（1回に使用する薬剤）ごとに患者ラベル，注射薬，輸液などをまとめて搬送カートにセットします（写真2）．その際，PDAを用いた機械照合により，注射処方箋に記載の医薬品名と照合します．ここまでの工程を薬剤業務補助者が行っています．

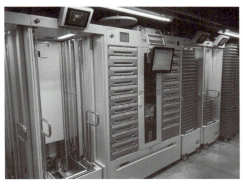 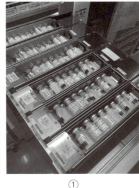 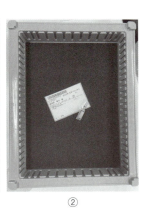

① ②

**写真1　アンプルピッカー（注射薬払出システム）**
引き出し（①）に薬品を充填することでトレー（②）に患者ラベルと薬剤が払い出される．

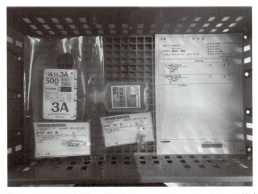

**写真2　注射処方箋と搬送カートにセットされた薬剤**
1施用ごとに患者ラベル・注射薬・輸液類をまとめる．

次に薬剤師は，薬剤業務補助者が搬送カートにセットした注射薬を確認します．具体的には，1名の薬剤師が処方監査をするとともに，正しく注射薬が取り揃えられているかを確認し，処方内容に疑問点や不明点があれば処方医に疑義照会を行います．その後，別の薬剤師が改めて処方監査と取り揃えた注射薬の数量を確認して，搬送カートを病棟へ払い出します．

当院のように，注射薬を取り揃えてから処方監査をする病院もあれば，先に処方監査をした上で注射薬の取り揃えをする病院もあります．いずれにしろ，薬剤業務補助者が取り揃え

第Ⅱ章 薬剤業務補助者に必要な知識と業務例

た注射薬を，薬剤師が必ず確認することが必要となります．

### 3） 返品及び充填業務

薬剤業務補助者は，注射処方箋に基づく医薬品の取り揃え以外にも，病棟から返品された注射薬の処理及び薬品棚への充填業務を実施しています．なお，当院では注射薬の返品処理においても PDA を用いた機械照合の導入を検討しています．また，向精神薬（第一種，第二種），筋弛緩薬及び麻薬の返品など，当院内で特別に取扱い方法を定めている注射薬に関しては，薬剤師が返品処理をすることとしています．

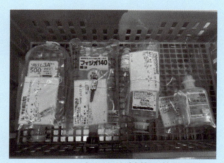

**Point 注射薬 1 施用調剤（1 施用払い出し）**

患者さんに投与する注射薬を最終的にセットするのは看護師です．仮に注射薬処方箋に記載されている医薬品が，患者さんごとにまとめて病棟に払い出された場合，看護師は 1 施用ごとに注射薬を取り揃えなければならなくなります．そこに大きな危険の源があり，実際に間違いが多発しています．そのため，薬剤部から払い出す時点で，1 施用ごとにトレーにセットして払い出せば，より安全性が高まります．これを「1 施用調剤」といい，ほとんどの病院でも標準的な業務になっています．

カートにセットされた注射薬 1 施用調剤の例

### 4） 薬剤業務補助者導入のメリット

薬剤業務補助者を導入するまでは，注射薬調剤における全ての工程を薬剤師が行っていました．しかし，導入後は「正確に注射薬を取り揃えること」という工程を，薬剤業務補助者が行うこととしました．その結果，薬剤師が注射調剤業務に従事する時間が短縮され，代わりに「処方監査を確実に実施すること」が可能となり，医療安全にもつながっています．

### 5） 薬剤業務補助者導入のポイント

薬剤業務補助者は，医療に携わるために必要な資格を持っていないため，医薬品を自らの手で取り扱うことに抵抗感を持つ人も多いようです．安心して業務に集中できる環境を整えるため，当院では，PDA を用いた医薬品照合システムを活用しており，処方箋に記載された医薬品と実際に自分が手に持っている医薬品が同じものかどうかを PDA で確認することで，薬剤業務補助者の心理的負担を軽減しています．また，業務手順書を整備し，薬剤業務補助者の業務範囲を明確にしておくことで，あくまでも「調剤に関する一切の責任は薬剤師にある」ということを薬剤業務補助者と薬剤師が共通認識として持ってもらえるようにして

います.

　薬剤業務補助者に不安なく働いてもらうためには，PDAを用いた機械照合の導入をはじめとした設備面だけでなく，業務手順書の整備等，実際の運用体制を構築することが大事なポイントといえます．

## ❷ 定数配置薬取り揃え業務における補助
### 1) 定数配置薬

　「定数配置薬」とは，処方箋に従って調剤された医薬品ではなく，病棟や処置室など，病院内の各部署にあらかじめ配置された医薬品のことです．定数配置薬は，その部署でよく使用される医薬品が選定されていますが，施用に一刻を争うような医薬品以外の配置は好ましくありません．当院では，集中治療室，手術室，一般病棟，外来診察ブロック等の各部署に定数配置薬を配置しています（写真3）．定数配置薬のメリットは，医師から薬剤投与の指示があった場合，すぐに使用することができる点です．その一方で，定数配置薬は薬剤師による処方箋調剤を介さずに使用されるため，数量や使用期限，保管状況等の徹底した管理が必要です．

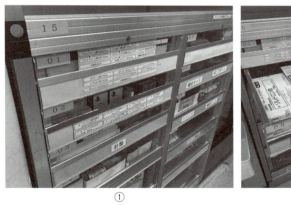
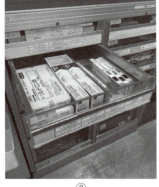

①　　　　　　　　　　　　　　　②

写真3　定数配置薬：棚（①）と引き出し（②）
病院内の各部署に配置され，薬剤師が管理している．

　定数配置薬に関連する業務は，大きく分けて2つの要素から成っています．1つは「使用した医薬品の補充」であり，もう1つは「定数配置されている医薬品の管理」です．

　当院では定数配置薬のほとんどが注射薬のため，主に注射調剤室が定数配置薬に関連する業務を行っています．また，これまで当院では，定数配置薬の補充（取り揃え）から管理まで全て薬剤師が担っていましたが，現在，取り揃え業務については薬剤業務補助者が行っており，薬剤師は各部署での医薬品管理に注力することが可能となりました．

### 2) 具体的な業務手順

　定数配置薬に関する具体的な業務の流れですが，当院内における院内物流管理業務（SPD）部門の担当者が毎日，各部署の定数配置薬の残数から使用量を逆算し，定数薬品請求伝票に記載後，薬剤部門に提出します（写真4）．その後，薬剤業務補助者は請求伝票に

第Ⅱ章　薬剤業務補助者に必要な知識と業務例

記載された数の医薬品を取り揃え，薬剤師の確認後にSPDの担当者が薬剤部門から各部署に医薬品を搬送して補充します．補充された医薬品は，各部署の担当薬剤師が適切に管理します．なお，当院では定数配置薬における医薬品の「取り揃え」と「補充」に関しても，今後はPDAを用いた機械照合の活用を検討しています．

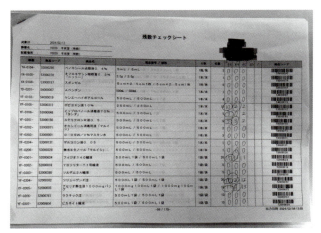

写真4　定数薬品請求伝票
SPDが定数配置薬の残数を確認し，使用した数量を記載したものを薬剤部門に提出することで必要量が請求される．

　当院での定数配置薬に関する薬剤業務補助者の業務は，医薬品の取り揃えに留まっていますが，SPDの業務範囲や薬剤業務補助者の人員配置の状況によって，薬剤業務補助者の業務範囲も医療施設ごとで変化するものと考えられます．

### 3）薬剤業務補助者導入のメリット

　定数配置薬の取り揃え業務に薬剤業務補助者を導入した結果，請求伝票どおりに医薬品を取り揃えることに費やされていた薬剤師のマンパワーを，各部署における医薬品の管理のみならず，病棟薬剤業務をはじめとした薬学的管理が必要とされる業務にも充てることが可能となりました．

## 4　京都大学医学部附属病院薬剤部
## ーがん薬物療法・注射薬調製室における薬剤業務補助者の業務例ー

　京都大学医学部附属病院（以下，当院）薬剤部の8部署（調剤室，がん薬物療法・注射薬調製室，医薬品情報室・医療連携室，医薬品安全管理室，薬効・薬物動態解析支援室（TDM*室），製剤室，薬剤管理指導室，薬務室）のうち，薬剤業務補助者は5部署に配置しています（表）．本項では，薬剤業務補助者が配置されているがん薬物療法・注射薬調製室における薬剤業務補助者の業務例について紹介します．

---

* therapeutic drug monitoring：治療薬物（薬物血中濃度）モニタリング

## 4 薬剤業務補助者の業務例

表　京都大学医学部附属病院薬剤部における薬剤業務補助者の配置状況

| 部　署 | 薬剤業務補助者の配置 |
| --- | :---: |
| 調剤室（内外用薬・注射薬） | ○ |
| がん薬物療法・注射薬調製室 | ○ |
| 医薬品情報・医療連携室 | ○ |
| 医薬品安全管理室 |  |
| 薬効・薬物動態解析支援室（TDM室） | ○ |
| 製剤室 |  |
| 薬剤管理指導室 |  |
| 薬務室 | ○ |

　がん薬物療法・注射薬調製室では，院内に供給する注射薬のうち，薬剤部で無菌調製を行う注射薬（高カロリー輸液，抗がん薬）の処方監査，調剤と調製を実施しています．また，外来でがん治療を受ける患者さんに対する患者指導も担っています．がん薬物療法・注射薬調製室の業務フローを図1に示します．薬剤業務補助者は2名配置しており，①高カロリー輸液や抗がん薬等の薬剤部で無菌調製を実施する注射薬の取り揃え，②調製済み注射薬のリストチェック・払い出し，③外来化学療法患者リストの確認，④在庫確認，使用期限チェック，⑤業務集計，⑥処方箋保管，⑦薬剤補充・物品補充，⑧納品などの業務（図1青色部分）を担当しています（写真①～④）．以下に，薬剤業務補助者が担当する業務の詳細を紹介します．

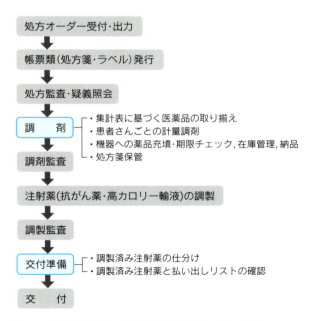

図1　がん薬物療法・注射薬調製室における業務フロー

第Ⅱ章　薬剤業務補助者に必要な知識と業務例

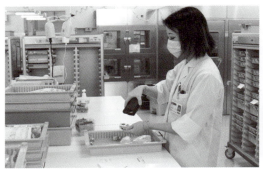

① 照合端末を使用した医薬品の取り揃え

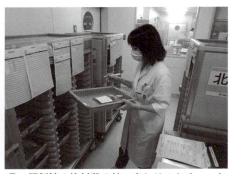

② 調製済み注射薬の払い出しリストチェック

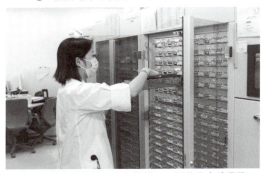

③ 自動注射薬払い出し装置への医薬品充填業務

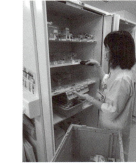

④ 納品された医薬品の薬品棚への収納

写真　薬剤業務補助者の業務

### ❶ 無菌調製を実施する注射薬の取り揃え

　当院では注射薬調剤に自動注射薬払い出し装置を使用しているため，装置に充填されている注射薬は，機械的に患者さんごとの注射薬トレイに取り揃えられます．薬剤業務補助者は，自動注射薬払い出し装置に実装してない注射薬（非実装薬品）を取り揃えリスト（図2）に従い，薬品棚から必要数量を取り揃えます．その後，処方箋集計箋に従い，自動注射薬払い出し装置から払い出された注射薬トレイと非実装薬品を合わせて，患者さんごとに注射薬調剤を完了させます．外観が類似した薬剤も多いため，注射薬の取り揃えの際には，PDAを用いた機械照合により，注射薬のアンプルやバイアル，輸液1本ごとに印字されているGS1バーコードを読み取ることで，薬剤の取り間違いを防ぐ仕組みを導入しています（写真①）．また，高カロリー輸液や抗がん薬は，輸液バックの移し替えが必要な処方や遮光袋が必要な処方などがあり，それらの物品についても，薬剤業務補助者が業務手順書に従い，取り揃えを行っています．

4 薬剤業務補助者の業務例

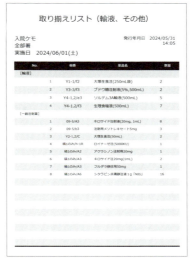

図2 注射薬取り揃え時に使用する取り揃えリスト

### ❷ 調製済み注射薬のリストチェック・払い出し

　薬剤業務補助者は，薬剤師による高カロリー輸液や抗がん薬などの注射薬の無菌調製が完了後，どの病棟に，どの患者さんの，薬剤部で調製した注射薬を何本払い出すかが記載された「調製管理表」（図3）を用いて，各患者さんに必要な注射薬の調製が完了しているかについて確認し，払い出し前のチェックを実施しています（写真②）．

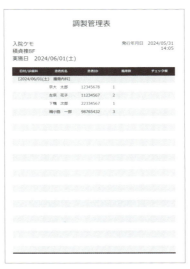

図3 調製済み注射薬払い出し確認時に使用する調製管理表

### ❸ 外来化学療法患者リストの確認

　外来化学療法を実施するためには，医師は該当する患者さんの抗がん薬のオーダーと外来化学療法室のベッド予約を入力する必要があります．抗がん薬のオーダーやベッド予約が未入力

第Ⅱ章　薬剤業務補助者に必要な知識と業務例

の場合は，外来化学療法実施日の前日までに薬剤師が疑義照会を実施します．薬剤業務補助者は，抗がん薬のオーダー状況と外来化学療法室のベッド予約状況を確認し，薬剤業務補助者が収集した情報を基に薬剤師が疑義照会を実施しています．

### ❹ 在庫確認，使用期限チェック

当院では在庫管理システムに各医薬品の定数を設定し，在庫管理を実施しています．医薬品が使用された場合は，システムで自動的に定数となるように発注がかかる仕組みです．薬剤業務補助者は，定数どおりに在庫が確保されているか，使用期限が切れた医薬品が保管されていないかを定期的に確認し，在庫状況を把握します．

### ❺ 業務集計

薬剤業務補助者は，薬剤部で無菌調製を実施した高カロリー輸液や抗がん薬の調製件数等の業務集計を行い，業務報告データの作成補助業務を担当しています．

### ❻ 処方箋保管

薬剤業務補助者は，外来・入院別，調製対象種別（高カロリー輸液，抗がん薬）に，調剤及び調製に使用した帳票類を整理・保管する業務を担当しています．

### ❼ 薬剤補充・物品補充

薬剤業務補助者は，注射薬自動払い出し装置に充填されている医薬品の補充業務を担当しています（写真③）．補充の際には補充間違いを防止するため，PDA を用いた機械照合により，薬品カセットに印字されたバーコードと，アンプル・バイアルの各薬品ラベルに印字された GS1 バーコードを照合して補充を行います．また，無菌室で調製に使用するシリンジ，針，アルコール消毒綿などの物品についても，薬剤業務補助者が管理します．

### ❽ 納品

在庫管理システムで発注された医薬品は，翌日に納品されます．薬剤業務補助者は，納品リストを用いて発注された医薬品が過不足なく届いているかについて確認を行い，照合システムで照合しながら各薬品を薬品棚に収納する業務を担当しています（写真④）．

## 5 和歌山県立医科大学附属病院薬剤部 －注射薬調剤業務における薬剤業務補助者の業務例－

病院薬剤師の業務が急速に拡大する中，薬剤師を十分に補充できないために薬剤関連業務の効率化が喫緊の課題となっています．そのような背景のもと，調剤ロボットをはじめとした調剤機器が著しく進展していますが，特に情報通信技術（information and communication technology：ICT）の発展は目覚ましく，このようなデジタルツールを活用した調剤機器の導入によって，これまで薬剤師業務とされてきた調剤過程の一部を薬剤業務補助者へタスクシェ

## 4 薬剤業務補助者の業務例

ア/シフトすることが可能となり，限られた薬剤師資源を有効に活用することが期待されています．薬剤業務補助者の業務範囲については，いわゆる「0402 通知」と呼ばれる「調剤業務のあり方について」（平成 31 年 4 月 2 日薬生総発 0402 第 1 号厚生労働省医薬・生活衛生局総務課長通知）によって明示されました．0402 通知では，薬剤師の指示のもと，次の 3 つの条件を満たす業務を薬剤師以外の者が実施することは差し支えないとされています．

① 当該薬剤師の目が届く限度の場所で実施する行為
② 調剤した薬剤の品質などに問題がなく，患者に危害の及ぶことがない行為
③ 業務を行う者が判断しない機械的な作業

したがって，PDA を用いた機械照合（ピッキングサポートシステム）による処方薬剤の取り揃え業務は，0402 通知の範囲内であることに異論はないでしょう．

PORIMS（ポリムス（株式会社湯山製作所））は，処方箋と薬剤をバーコード管理し，PDA を用いて正しく薬剤を選択できているかを照合するピッキングサポートシステムです．和歌山県立医科大学附属病院（以下，当院）では，PDA を含む機器の更新・増設を行い，薬剤師の一部業務（医薬品取り揃えの他，返品業務）を薬剤業務補助者にタスクシェア/シフトしています[1]．

なお，当院は病床数 800（平均稼働率：約 80%）で，20 病棟からなる特定機能病院ですが，薬剤部の薬剤師数は 44 名と同規模の病院に比べると少数です．しかしながら薬剤業務補助者は 15 名おり，薬剤師の一部業務を薬剤業務補助者へタスクシェア/シフトすることで，薬剤師のマンパワー不足をカバーしています[1]．

### ❶ PDA を用いた薬剤業務補助者による業務

薬剤業務補助者は，PDA を用いたピッキングサポートシステムにより，従来薬剤師のみが行っていた業務（処方箋に基づく医薬品の取り揃え，返品及び充填業務）を実施できるようになりました．ただし，向精神薬，毒薬及び麻薬の返品は薬剤師のみの業務としています．なお，調剤時には薬剤師も PDA の使用が推奨されていますが，本院での薬剤師の使用率は低いようです．麻薬，抗がん剤のレジメンオーダ以外の全ての注射薬処方箋と集計表にバーコードを印字し，集計表は，注射薬処方箋の発行と同時に出力しています．各薬品棚に照合用の 2 次元コード（QR コード）を貼付し，薬剤業務補助者が PDA を用いて集計表もしくは注射薬処方箋のバーコードを認証後に医薬品の取り揃えを行い，その後薬剤師が監査する手順としています（図 1）．アンプルピッカーへの充填業務は，医薬品カセットのバーコードと医薬品の GS1 コードを認証し，薬剤業務補助者が行います（図 2）．なお，処方箋が出力された段階での処方監査は全て薬剤師が行います．

第Ⅱ章 薬剤業務補助者に必要な知識と業務例

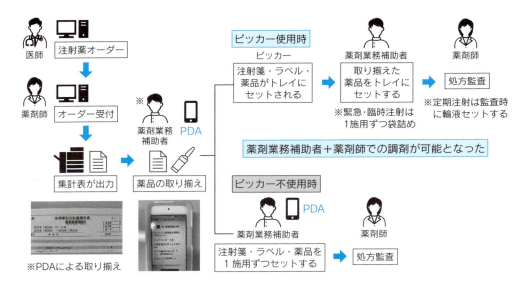

図1 PDAを使用した注射薬調剤の流れ

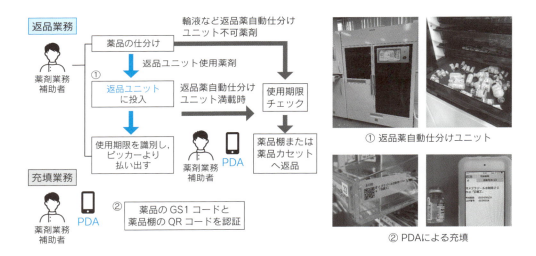

図2 PDAを使用した返品・充填業務

### ❷ 注射薬調剤の流れ― PORIMS 導入前と導入後の比較―

注射薬調剤をどのように変更したのか，PORIMS 導入前と導入後の手順について説明します．

#### 1) PORIMS 導入前

　導入前は，アンプルピッカー1台で注射薬の定期処方（翌日以降に投与予定の入院患者用の注射剤）の取り揃えを行っていました．その際，アンプルピッカーによる取り揃えに時間を要していたため，注射薬処方箋を1施用ごとに分割して発行していました．そのため，1患者につき複数回にわたってアンプルピッカーから払い出された薬剤と，薬剤業務補助者が集計表に基づき取り揃えたアンプルピッカーに充填されていない薬剤を集合させ，1施用

**4　薬剤業務補助者の業務例**

ずつ袋にセットした後，薬剤師が最終監査を行って病棟に払い出していました．また，注射薬の緊急処方（当日投与予定の入院患者用の注射剤）及び臨時処方（注射薬の定期処方の締め切り時間以降に発行され，翌日以降に投与予定の入院患者用の注射剤）の調剤は，アンプルピッカーを用いずに薬剤師が行っていました．

なお，手順変更前（PORIMS 導入前）の平日 1 日あたりの注射薬調剤及びその関連業務従事者は薬剤師が 7.2 人，薬剤業務補助者が 5.4 人でした．

**2）　PORIMS 導入後**

PDA を用いたピッキングサポートシステムである PORIMS 導入後は，アンプルピッカー 2 台からの 1 施用ごとのカート払い出しとしています．あわせて，アンプルピッカー 1 台には返品薬自動仕分けユニットを装着しています．また，注射薬の緊急処方及び臨時処方についても原則アンプルピッカーを用いての払い出しに変更しています．アンプルピッカー非搭載の医薬品が多い外来注射箋，抗がん薬注射箋，麻薬注射箋については，アンプルピッカーを使用せずに従来どおりの手順としています．

なお，手順変更後（PORIMS 導入後）は，平日 1 日あたりの注射薬調剤及びその関連業務従事者は薬剤師が 6 人，薬剤業務補助者が 5.4 人となり，PORIMS 導入が薬剤師のマンパワー創出に貢献しています．

**❸　安全性の評価**

PDA を用いたピッキングサポートシステムの有用性を調剤エラー防止の観点から評価するため，注射薬調剤に関わるインシデントをインシデント・アクシデントレポート記録から抽出し，その内容について解析しました．調査対象期間は手順変更前後の各 1 年間です．

手順変更の前後で，日勤帯のインシデント数は 13 件から 8 件に減少しました．また，手順変更後の薬剤業務補助者のインシデントは計数調剤の間違い（医薬品の数を間違えた事例）1 件で，医薬品の間違いはありませんでした．なお，残りのインシデントは，PDA を使用していない薬剤師の調剤行為で発生していました．このことは，注射薬調剤の一部を薬剤業務補助者にタスクシェア/シフトしても，業務全体の安全性は保たれることを示しています．少なくとも，薬剤師が PDA を用いないで行う従来の業務より，薬剤業務補助者が PDA を用いて同じ業務を行う方がより正確であるといえます[1]．

**参考文献**
1) 賀來治香　他：「PDA を含むピッキングサポートシステムを利用する注射薬調剤業務の薬剤師以外の者へのタスクシェア/シフトの有効性・安全性評価」，日本病院薬剤師会雑誌，**60**（9），969-973，2024.

---

**6**　**和歌山県立医科大学附属病院薬剤部**
**－医薬品情報室・製剤室における薬剤業務補助者の業務例－**

医薬品情報室（DI（drug information）室）と製剤室の業務はとても煩雑で，薬剤業務補助者との共同作業が必須な部署です．単純作業もありますが，薬剤業務補助者にも医薬品や試薬

### 第Ⅱ章 薬剤業務補助者に必要な知識と業務例

など，ある程度の知識が求められる業務内容も多くあります．和歌山県立医科大学附属病院（以下，当院）薬剤部では，DI 室と製剤室を隣り合わせに設置することによって薬剤師及び薬剤業務補助者（当院では「薬剤業務補助員」と呼称）がより協力しやすい環境にしています．薬剤師と薬剤業務補助員のスムーズな協働作業のためには，あらかじめ業務分担を取り決めておくと良いでしょう．

### ❶ DI 室での業務
#### 1) 収集した情報（文書やデータ）の整理及び保管・管理

DI 室では，日々，医薬品に関する膨大な量の情報を収集し，それらの情報を必要時にはすぐに利用できるよう保管する作業を行っています．作業量が多いため，薬剤師と薬剤業務補助員で業務の分担をしています．まず，薬剤師が情報の評価及び分類をし，その後で薬剤業務補助員が紙媒体もしくは電子データのファイルのフォルダ管理を行います（写真 1）．

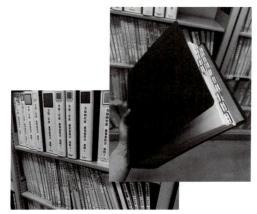

写真 1　文書整理・管理例（種類や年度別など，わかりやすく整理）

> **Point　「ファイル」と「フォルダ」**
>
> 「ファイルする（ファイリング）」は「書類を綴じる」という意味で使います．一方，「フォルダ」は英語（folder）で「紙ばさみ」という意味で，整理された書類をまとめて管理する「入れ物」のことです．パソコン用語では，ファイルは文書や画像，動画など 1 つの形式を持ったデータを指し，フォルダは複数のファイル（データ）をまとめたり，整理して保存するための入れ物を指します．フォルダの整理は，大分類＞中分類＞小分類のような階層にすることが基本です．

### ❷ 文書及び資料の作成

DI 室では，医薬品の適正使用に必要な情報を「Drug Information News（DI ニュース）」といった形にまとめ（図 1），定期的に院内の医師，看護師などの病院職員に情報提供しています．また，薬事委員会（医療施設によって呼び方が異なります）などの委員会に参画するため

の資料作成も行います．

これらの文書や資料に，あらかじめテンプレート（図 2）を作成しておき，薬剤業務補助員が添付文書情報や抽出した医薬品の使用量データ等を定型欄に入力し，文書や資料の元になる原稿を作成します．薬剤師は医薬品ごとの特徴を把握した上で，薬剤業務補助員が作成した元原稿の情報の整合性や過不足を確認し，さらに加工して文書や資料を完成させます．

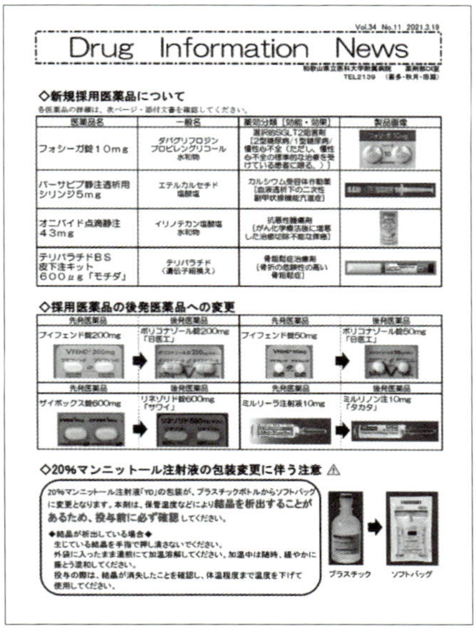

Vol.34 No.11 2021.3.19

Drug Information News

和歌山県立医科大学附属病院　薬剤部DI室

TEL2139

◇新規採用医薬品について

各医薬品の詳細は，次ページ・添付文書を確認してください。

| 医薬品名 | 一般名 | 薬効分類［効能・効果］ | 製品画像 |
| --- | --- | --- | --- |
| フォシーガ錠10mg | ダパグリフロジン プロピレングリコール 水和物 | 選択的SGLT2阻害剤［2型糖尿病/1型糖尿病/慢性心不全（ただし，慢性心不全の標準的な治療を受けている患者に限る。）］ | |
| パーサビブ静注透析用シリンジ5mg | エテルカルセチド 塩酸塩 | カルシウム受容体作動薬［血液透析下の二次性副甲状腺機能亢進症］ | |
| オニバイド点滴静注43mg | イリノテカン塩酸塩 水和物 | 抗悪性腫瘍剤［がん化学療法後に増悪した治癒切除不能な膵癌］ | |
| テリパラチドBS皮下注キット600μg「モチダ」 | テリパラチド（遺伝子組換え） | 骨粗鬆症治療剤［骨折の危険性の高い骨粗鬆症］ | |

◇採用医薬品の後発医薬品への変更

| 先発医薬品 | 後発医薬品 | 先発医薬品 | 後発医薬品 |
| --- | --- | --- | --- |
| ブイフェンド錠200mg | ボリコナゾール錠200mg「日医工」 | ブイフェンド錠50mg | ボリコナゾール錠50mg「日医工」 |
| **先発医薬品** | **後発医薬品** | **先発医薬品** | **後発医薬品** |
| ザイボックス錠600mg | リネゾリド錠600mg「サワイ」 | ミルリーラ注射液10mg | ミルリノン注10mg「タカタ」 |

◇20%マンニットール注射液の包装変更に伴う注意 ⚠

20%マンニットール注射液「YD」の包装が，プラスチックボトルからソフトバッグに変更となります。本剤は，保管温度などにより**結晶を析出することがあるため，投与前に必ず確認**してください。

◆結晶が析出している場合◆

生じている結晶を手指で押し潰さないでください。

外袋に入ったまま湯煎にて加温溶解してください。加温中は随時，緩やかに振とう混和してください。

投与の際は，結晶が消失したことを確認し，体温程度まで温度を下げて使用してください。

プラスチック　ソフトバッグ

図 1　Drug Information News（DI ニュース）

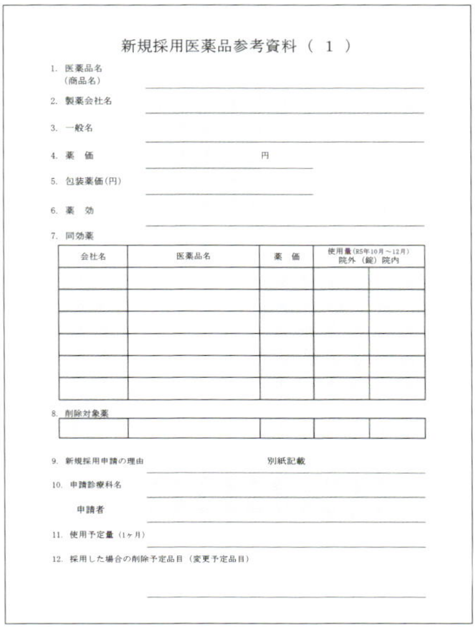

新規採用医薬品参考資料（ 1 ）

1. 医薬品名（商品名）
2. 製薬会社名
3. 一般名
4. 薬　価　　円
5. 包装薬価（円）
6. 薬　効
7. 同効薬

| 会社名 | 医薬品名 | 薬　価 | 使用量（R5年10月～12月）院外（錠） | 院内 |
| --- | --- | --- | --- | --- |
| | | | | |
| | | | | |
| | | | | |
| | | | | |
| | | | | |
| | | | | |

8. 削除対象薬

| | | | | |
| --- | --- | --- | --- | --- |
| | | | | |

9. 新規採用申請の理由　　別紙記載
10. 申請診療科名
　　申請者
11. 使用予定量（1ヶ月）
12. 採用した場合の削除予定品目（変更予定品目）

図 2　委員会用資料テンプレート

## 3）　製薬企業への資料請求

薬剤業務補助員は薬剤師の指示の下に，院内のさまざまな委員会に必要な医薬品のパンフレットや患者さん向け資材などの請求を製薬企業の担当者（医薬情報担当者（medical representatives：MR））を通じて行います．

## 4）　文書及び資料の各部署への配布

文書や資料を紙媒体で配布する必要がある場合，薬剤業務補助員が各部署への配布を行います．

## 5）　薬剤部内への研修会の案内

病院薬剤師会や薬剤師会あるいは製薬企業が開催する各種研修会の情報を，薬剤業務補助員がメール等で薬剤師に案内します．

## 6）　電話の応対

薬剤業務補助員の勤務時間帯は，DI 室内での最初の電話応対（電話窓口）を受け持ちます．薬剤師につなぐ必要がなければ，電話内容を記録しておきます．薬剤師の応対が必要であれば，薬剤師に取次ぎます．

第Ⅱ章　薬剤業務補助者に必要な知識と業務例

> **Point　電話応対時の注意事項**
>
> ① 電話を取るときは「DI室補助員〇〇です」と，薬剤師ではないことが相手に伝わるように名乗ります．
> ② 薬剤師に取次ぐ時は，相手先に「薬剤師に変わりますので，少々お待ちください」と伝え，薬剤師には電話元が誰であるか及び要件を伝えます．
> ③ DI室には院内の医師，看護師などからの問い合わせや，MRからの急を要する情報提供など，薬剤師の応対が必須である内容の電話が頻繁にかかってきます．薬剤業務補助員で応対するべき内容ではないと判断した時は，すみやかに薬剤師に取次ぎます．

### ❷ 製剤室での業務例

#### 1) 院内製剤調製依頼の受注対応

製剤室では，市販されてはいませんが治療に必要な薬剤（院内製剤）を製造します．院内製剤の依頼は診療科から行われますが，製造の可否は当該医療機関の倫理委員会などによる審査が必要です．院内製剤の製造にあたっては，製剤依頼書や電話連絡にて調製依頼を受けますが，薬剤業務補助員が製剤依頼書の受領や電話応対を行い，薬剤師に伝達します．

#### 2) 院内製剤予製品の在庫管理及び使用期限管理

薬剤業務補助員は院内製剤予製品の在庫管理及び使用期限の管理を補助し，薬剤師とともに調製スケジュールを立てます．

#### 3) 製剤原料及び容器等物品の在庫管理

薬剤業務補助員は製剤に必要な原料及び容器等の物品の在庫管理を補助し，薬剤師に確認の上，発注を行います．

#### 4) 院内製剤調製

薬剤業務補助員は院内製剤調製業務のうち，次のような作業を行います．
① 作業工程表に基づき，必要な器具や容器，貼付ラベル等を準備する（写真2）．

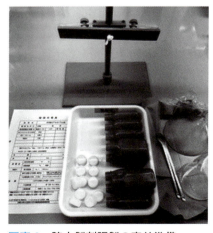

写真2　院内製剤調製の事前準備

**4　薬剤業務補助者の業務例**

② 器具の滅菌が必要な場合には，滅菌準備を行う（第Ⅱ章の3「7　滅菌と無菌操作，消毒と消毒薬」参照）．

③ 製造した院内製剤に，製剤品名，使用期限を記載したラベルを貼付する．

④ 製造に使用した器具の洗浄．

⑤ 定められた院内製剤調製記録簿への記入及び記録簿の保管・管理．

---

**Point　製剤室での薬剤業務補助員の注意事項**

① 製剤室の整理・整頓を行い，いつでも院内製剤の依頼に対応できるよう準備しておきます．

② 清浄な環境下で清潔な器具を用い，異物の混入に注意しながら作業を行う等，品質の確保と保持に注意します．

③ 電話連絡にて院内製剤の調製依頼を受ける時は，製剤品名とともに使用予定患者名・使用予定日・使用量を必ず確認し，薬剤師に伝達します．

---

## 7　市立敦賀病院薬剤部
## －入院前の持参薬鑑別報告における薬剤業務補助者の業務例－

### ❶ 薬剤業務補助者の採用から現在の補助業務までの経緯

　慢性的な薬剤師不足の中で，進歩する医療技術や新たな薬物療法への対応が求められています．そのため，薬剤師でなくとも実施可能な業務を薬剤業務補助者にシフトすることを考え，市立敦賀病院（以下，当院）薬剤部では，2015年より薬剤業務補助者（当院では「薬剤アシスタント」と呼称）を本格的に導入しました．現在，11名の薬剤師と7名の薬剤アシスタントで業務を行っていますが，当初は調剤補助業務や医薬品管理補助業務などから少しずつタスクシフトを進めてきました．現在，大きな業務ウエイトを占める持参薬鑑別報告業務について試行しており，問題がなければ運用を開始する予定です．

---

**Point　薬剤アシスタント（pharmacy assistant）と薬剤技術者（pharmacy technician）との違い**

　外来語は難しいです．「薬剤アシスタント」，「薬剤技術者」はアメリカで生まれた概念であり，その職能は明確に区別されています．

　薬剤アシスタントは薬局の中で主に管理業務（薬務）に携わります．つまり，医薬品や他の消耗品の在庫管理，患者記録の保管業務といったことを行います．一方，薬剤技術者は，もう一歩踏み込んだ業務に携わります．薬剤技術者の場合，アメリカのほとんどの州で資格（免許）が必要であり，医薬品の混合や処方箋と処方内容の確認を行っています（最終監査は薬剤師が行います）．

　https://www.stepful.com/post/pharmacy-technician-vs-pharmacy-assistant

第Ⅱ章　薬剤業務補助者に必要な知識と業務例

### ❷　タスクシフトの考え方（業務手順の整理と業務マニュアルの作成）

　薬剤アシスタントの採用については，薬剤を取り扱う性質上，当院の幹部や医療安全管理部門からタスクシフトを慎重に進めるように指示がありました．業務移行の過程で，いくつかの課題や小さなトラブルが発生しましたが，これらの課題から原因を分析し，薬剤師と薬剤アシスタントとの意見交換を重ねながら，タスクの移行を進めてきました．業務にはグレーゾーンや，ルールが曖昧なケースもありましたが，時間をかけ，少しずつルールを明確にしながら業務手順を整え，最終的には業務マニュアルを作成するに至りました．業務マニュアルの作成は，属人化（スタッフに情報が共有化されていない状態）を予防する上でも重要といえます．

　業務マニュアルの作成においては，薬剤師のみの場合と異なり，業務の全体像の理解も併せて行いました．必要に応じて関係する者の相関図や，業務のスタートからゴールまでを一覧表にまとめたフロー図（図1）及び細部のポイントを整理したマニュアル等を作成しました．

　特にフロー図では，全体像を捉えながらゴールを明確にする形としました（図2）．また，業務の流れを可視化し，個々の作業は5W1Hを意識して記載することで，関係者の役割の明確化と安全対策に配慮しました．

　一般的にタスクシフトされる側には，3つの"ふ"（不安，負担，不満）があるといわれています[1]．慣れない業務や責任体制への「不安」，業務量が増加することでの「負担」，なぜやらなければならないのかという「不満」などの発生です．このことをタスクシフトする側は充分に理解し，対話を進め，タスクシフトされる側の思いを聴きながらタスクシフトを進めていくことが重要であると考えます．また，同時に機械化を進めることで，業務の標準化と効率化による負担軽減につながり，新たなタスクシフトを進めることが可能となります（図3）．

### ❸　薬剤アシスタント導入前－薬剤師と多職種による持参薬鑑別報告業務

　多くの医療機関で，持参薬鑑別報告業務は増加しており，当院では，看護師と薬剤師が中心となり業務を行っていました．つまり，複数医療機関の受診による重複投薬あるいは処方薬の相互作用のリスク回避，残薬の状況から行うアドヒアランスの評価，医療制度のルールの中での医薬品資源の有効活用などです．持参薬鑑別報告の精度は高まりましたが，情報の評価者である薬剤師の業務負担が増加しました．そのような背景をふまえ，薬学的判断を伴わない事務的業務を薬剤アシスタントにシフト可能か検討しました（表1）．

### ❹　持参薬鑑別報告業務における補助業務

　図4及び図5に現在試行している流れを示します．薬剤師が2名で行っていた持参薬鑑別報告業務（一次鑑別及び二次鑑別）のうち，一次鑑別を薬剤アシスタントが薬剤師に代わって行う方法になりました．

#### 1)　持参薬の受付から持参薬鑑別報告の依頼

　当院では入院前支援業務が充分に機能していないため，病棟看護師が病棟で持参薬を受け付けています．受付後は医師と看護師が協議し，持参薬鑑別報告が必要な場合，電子カルテにより持参薬鑑別報告依頼を行います．また，持参した薬剤，薬袋，薬の説明書，お薬手帳，紹介状なども持参薬鑑別報告依頼書と一緒に薬剤部へ提出されます．

## 4 薬剤業務補助者の業務例

2024.2.6 Ver5.0

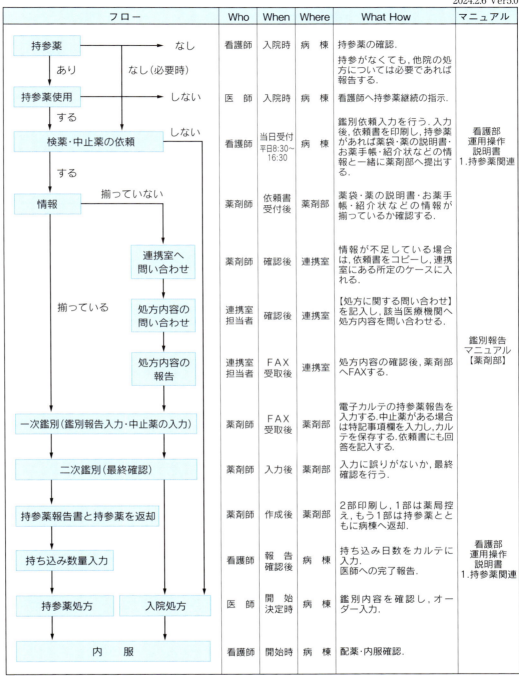

図1 業務フロー(持参薬鑑別報告業務工程図【入院】)

# 第Ⅱ章　薬剤業務補助者に必要な知識と業務例

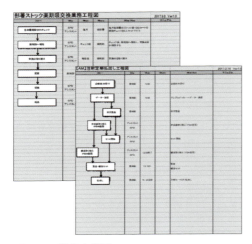

・全体の流れを理解する
・5W1Hを意識する
・関係者の役割を見える化（前工程・後工程）
・定期的に見直し

図2　一般的な業務フロー

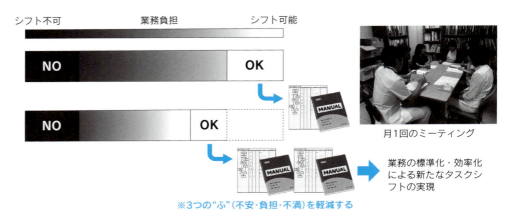

月1回のミーティング

業務の標準化・効率化による新たなタスクシフトの実現

※3つの"ふ"（不安・負担・不満）を軽減する

図3　タスクシフトの進め方

表1　持参薬鑑別報告業務の流れと各職種の役割

|  | ① | ② | ③ | ④ | ⑤ |
|---|---|---|---|---|---|
| タスクシフト前（職種） | 看護師 | 薬剤師A | 薬剤師B | 看護師 | 医師 |
| タスクシフト後（職種） | 看護師 | 薬剤アシスタント | 薬剤師A | 看護師 | 医師 |
| 業務内容 | 持参薬受取　薬剤部依頼 | 情報入力（鑑別・処方提案） | 情報評価　再確認 | 持参薬カウント | 持参薬オーダー |
| 場所 | 各病棟 | 薬剤部 | 薬剤部 | 各病棟 | 各病棟 |

※①〜⑤の順に実施.

### 4 薬剤業務補助者の業務例

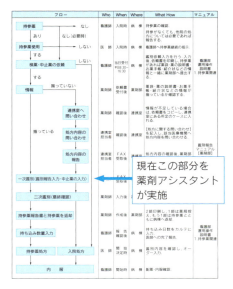
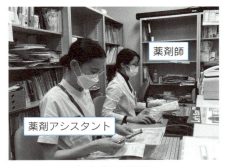

図4 薬剤アシスタントにタスクシフトした業務

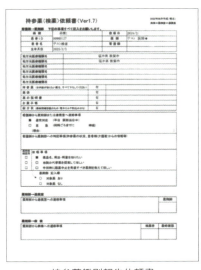
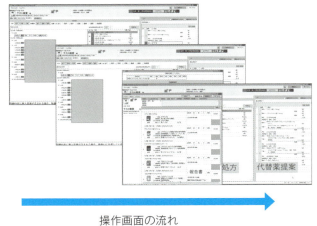

図5 持参薬鑑別報告依頼書と電子カルテの活用

### 2) 薬剤部での受付から一次鑑別（事前入力）

次の①，②のうち，②の業務について薬剤アシスタントにタスクシフトしています．
① 薬剤師は，薬剤に関連した情報が整っているかを確認し，不十分な場合は，当院の地域連携室を通じて該当医療機関に処方内容を問い合わせます．
② 情報がある程度揃った段階で，持参薬の基本入力及び当院で採用している同種同効薬の提案までを実施します．特記事項欄に入力してカルテを保存するとともに，持参薬鑑別報告依頼書に回答を記入します．

第Ⅱ章　薬剤業務補助者に必要な知識と業務例

### 3）　二次鑑別（鑑別報告書・中止薬の確認）と持参薬の返却

入力情報に誤りがないかを確認し，中止薬等がある場合は薬剤師が記入します．最終確認の後，鑑別報告書を提出しますが，その際に持参薬も病棟へ返却します．

### 4）　持参薬数量入力・持参薬処方

看護師が持ち込み日数をカウントし，患者コメントに入力します．医師は鑑別報告書の内容を確認して持参薬オーダーを行います．

## ❺　薬剤アシスタントが持参薬鑑別報告業務を実施する上での課題

持参薬鑑別報告業務は，医療機関の規模や機能に応じて求められる内容が異なります．また，持参薬は一度患者さんの手に渡ったものであり，その状態もさまざまで，取り組みが難しい業務であるとともに，他の業務とは異なり，電子カルテへの事前入力（仮入力）を行う必要があるため，電子カルテの機能を十分に理解し，活用して進めていくことが重要です．

なお，持参薬鑑別報告業務を薬剤アシスタントにタスクシフトした際に発生した課題は，次のとおりです（表2）．

表2　タスクシフトした際に発生した課題

① 持参薬と，薬袋，薬の説明書，お薬手帳，紹介状などの情報との不一致（薬剤の有無については特に外用剤が多い）．
② 外用剤や注射剤の用法・用量や代替提案の入力範囲についての判断（湿布薬，吸入薬，インスリン等）．
③ 一般名と商品名，先発医薬品と後発医薬品（ジェネリック医薬品）の混在．
④ 規格変更された薬剤（例：処方情報は 10 mg，0.5 錠だが，持参薬は 5 mg，1 錠）．
⑤ 持参薬の調剤ミスを発見した時の対応．
⑥ 処方量と経過日数から見て，薬剤の残数が合わない場合（アドヒアランス不良状態）の対応．
⑦ コメントの表現方法．

先述したように，持参薬鑑別報告業務はどのような医療機関においても増加しており，薬剤アシスタントにサポートして欲しい業務の一つだといえます．しかし，持参薬鑑別報告書の作成は，薬剤のピッキング等と異なり，情報源である持参薬と，薬袋，薬の説明書，お薬手帳，紹介状などの情報とが異なっていることは常であり，薬学的判断を伴わない作業構築には，詳細なルールの策定と電子カルテ入力を含めた環境整備が重要となってきます．また，薬剤アシスタントがストレスなく作業できる環境整備や仕組み作り，院内関係部署や薬剤部内でのプロトコルの作成も重要です．

薬剤アシスタントへの基本的教育も欠かせません．一つひとつの課題をクリアし，経験を積みながらルールを固めていく中で，持参薬鑑別報告業務のタスクシフトは可能です．

## ❻　薬剤アシスタントにタスクシフト後の薬剤師の役割

薬剤アシスタントにタスクシフト後は，今まで以上に病態や各種生理機能に応じた薬学的コメント（腎機能障害に伴う薬剤の減量等），あるいはアドヒアランス評価を含めた処方提案やポリファーマシー対策などが挙げられます．また，保険薬局を中心とした地域との連携を密にし，患者さんの生活背景や希望を確認しながら，退院後を見据えた支援も重要です．

将来的には，薬剤部で薬剤アシスタントが一次鑑別，病棟で薬剤師が二次鑑別を行い，持参

**4　薬剤業務補助者の業務例**

薬の薬学的評価にアプローチしていけるようにすることが最終目標です.

### ❼　まとめ

持参薬鑑別報告業務のタスクシフトを成功させるためには，目の前のグレーゾーンに向き合い，薬学的知識を必要としない部分を丁寧に切り取り，少しずつ移行していくことが重要です．関係者の信頼関係に基づき，3つの"ふ"（不安，負担，不満）を除きながら丁寧に進めていくことが大切だと考えます．その上で薬剤師は，薬剤師ならではの専門性を発揮できる業務に集中すべきです.

**参考文献**

1) 裵英洙:「医療機関がタスクシフト/シェアを進めるために必要な取り組むべきこと」（第3回　医師の働き方改革を進めるためのタスク・シフト/シェアの推進に関する検討会（参考資料1-1））, 令和元年11月20日. https://www.mhlw.go.jp/content/10800000/000568245.pdf

## 8　旭川医科大学病院薬剤部<br>ー麻薬管理業務における薬剤業務補助者の業務例ー

### ❶　はじめに

現在，特に地方において薬剤師不足が深刻な中，薬剤業務に薬剤業務補助者を活用すること（タスクシェア/シフト）が業務維持をしていく上で重要となっています．旭川医科大学病院（以下，当院）薬剤部では，病院薬剤師の業務範囲が拡大されていくのと同時に，慢性的に薬剤師不足に陥ったため，その補完のため薬剤業務補助者の活用を積極的に行ってきました．基本的には，薬剤師法等の関連法規を逸脱することなく，業務移行可能なものについては，多くの業務をタスクシフトすることとし，麻薬管理業務においても例外なく実施しています.

日本病院薬剤師会の令和4年度学術委員会学術第2小委員会の報告[1]によれば，麻薬管理業務に薬剤業務補助者を活用している病院の割合は，他の業務に比べて低く，調査対象病院の10％程度です．しかし，本業務への薬剤業務補助者の活用は，全国的にさらに進んでいくものと考えられます.

### ❷　当院薬剤部における麻薬管理業務

麻薬の管理は，前提として「麻薬及び向精神薬取締法」に基づく適正な管理が必要ですが，近年，麻薬の種類や使用量は増加傾向にあり，業務の効率化が求められています．その一つとして，麻薬管理業務における麻薬施用記録の作成があります.

当院における麻薬施用記録の作成では，院内電子カルテ及びオーダリングシステム機能を持つ病院情報システムを利用しています．当院の病院情報システムは麻薬管理システムと連携しているため，通常の病棟で用いる内服薬や注射薬に関しては，病院情報システムからの処方情報を利用して，内服薬の場合は薬剤部門システムの調剤用処方箋（調剤箋）の情報を，注射薬の場合は病院情報システムから出力され，病棟から薬剤部に提出された麻薬施用伝票の情報を麻薬管理システムに入力することで麻薬施用記録を作成しています.

159

第Ⅱ章　薬剤業務補助者に必要な知識と業務例

　一方で，手術室では，生体機能管理に適した独自の手術部門システム（GAIA（日本光電工業））を採用しており，麻薬の施用情報もこのシステムに入力されます．ただし，手術部門システムと麻薬部門システムは連携していないため，手術部門システムに入力された麻薬施用情報を麻薬施用伝票として出力し，その情報を薬剤部の麻薬管理システムに入力することで麻薬施用記録の作成を行っています．

　当院では，これらの麻薬管理システムへの入力（麻薬施用記録の作成補助）が薬剤業務補助者の業務となっています．

### ❸ 薬剤業務補助者が行う入力業務

　麻薬管理システムのオーダーデータ一覧画面を図1に示します．患者さんごとに確認作業を行う必要があるため，入力する麻薬施用伝票に記載された患者名を照合し，施用入力画面を開きます（図2）．病棟で用いた内服薬及び注射薬が麻薬の場合，病院情報システムと麻薬管理システムが連携していることにより，施用入力画面にはほとんどの情報があらかじめ入力されています．ただし，注射薬に残量がある場合，残量を記載する欄（施用残）に，麻薬施用伝票に記載されている残量を入力する必要があります．図3の注射用麻薬施用伝票の例であれば，残量0.5 mlを入力します．

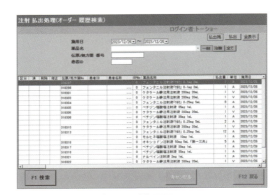

図1　オーダーデータ一覧画面　　　　図2　施用入力画面

　手術室で使用された麻薬については，病院情報システムと麻薬管理システムが連携していないため，オーダーデータ一覧画面に処方情報がありません．そのため何も記載されていない施用入力画面に，手術部麻薬施用伝票（図4）に記載されている情報（オーダー番号，患者ID，氏名，診療科，施用日，薬品名，払出量，施用量，残量）を入力します．また，手書き伝票で施用している部署もありますが，その場合も同様の入力を行います．しかし，これらの部署については，すみやかに病院情報システムから麻薬施用伝票を出力する形へ移行予定となっています．

　なお，入力された情報は最終的に薬剤師が確認し，麻薬施用記録としています．

4 薬剤業務補助者の業務例

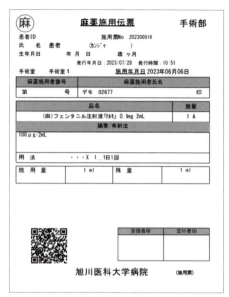

図3　注射用麻薬施用伝票

図4　手術部麻薬施用伝票

### ❹ 2次元バーコードを利用したさらなる業務の効率化と安全性の向上

　当院では，麻薬管理業務の一部を薬剤業務補助者が実施することによって，薬剤師の負担は軽減されています．入力ミス等の課題はありますが，これは人が介在する限り起こることでもあり，「ゼロ」にすることは難しいといえます（このことは薬剤師であっても同様です）．

　そこで当院ではシステムを改修し，麻薬施用伝票に2次元バーコード（QRコード）を同時に出力できるようにしました（図3・図4）．麻薬施用記録の情報は2次元バーコードに格納できるため，2次元バーコードリーダーを使ってミスなく，しかも一瞬で麻薬管理システムに取り込めるようになりました．これにより薬剤業務補助者によるミスもなくなっており，安全性と効率性を考えた場合には有効な手段だといえます．

#### 参考文献
1) 志田敏宏　他：「令和4年度学術委員会学術第2小委員会報告　病院薬剤師業務のタスク・シフト／シェアの推進および病院薬剤師の労働環境改善に資する研究」，日本病院薬剤師会雑誌，59（10），1149-1152，2023．

# 第 III 章

# 薬剤業務補助に
# 関連する事項

1 医療制度

2 タスクシェア/シフトとその関連事項

3 薬剤師と薬剤業務補助者の背景

# 1 医療制度

## 1 薬剤師に特に関係する法律

　医薬品に関わる法律は，医薬品を正しく供給し，人々の健康な生活を確保することを目的として制定されています．そのため，医薬品の調剤や販売に関わる全ての過程において，薬剤師には重責があります．

　地域包括ケアシステムが推進される中，薬剤師を取り巻く環境は大きく変化しています．提供する薬剤師サービスについても，調剤やOTC（over the counter）医薬品などの医薬品提供にとどまらず，在宅医療などでは他の医療職種とチームとして連携し，薬剤師は患者さんに対して最適かつ安心・安全な薬物療法を提供することが求められています．これは，「医療の担い手（医療法第1条の2）」である薬剤師が，「国民の健康な生活を確保する（薬剤師法第1条）」という任務を遂行する役割をより明確にしたものといえます．

　薬剤業務補助者として勤務する場合，医薬品のみならず，一緒に勤務する薬剤師についても知ることが大切です．医薬品を扱う薬剤師は，さまざまな法律によって規制を受けますが，その中でもいくつかの重要な法律について解説します．

---

**column** 　　　　　　　　　　**地域包括ケアシステム**

　地域包括ケアシステムとは，要介護状態となっても，住み慣れた地域（中学校の校区と同程度の範囲）で自分らしい生活を最後まで続けることができるように助け合う体制のことです．地域包括ケアシステムでは，それぞれの地域の実情に合った医療・介護・生活支援などが一体的に提供される体制を目指しています．

---

### ❶ 医療法

　医療法（昭和23年法律第205号）とは，医療提供施設の開設・管理に関する事項などを定めた法律です．医療を受ける者の利益の保護や，良質かつ適切な医療の効率的な提供を確保することなどを目的としています．医療法は医療に関連する法律の中で最も重要なものです．第1章の総則（第1条〜第6条）では次のように規定されています（表1）．

**1　医療制度**

表1　医療法（第1条及び第1条の2）

第1条　この法律は，医療を受ける者による医療に関する適切な選択を支援するために必要な事項，医療の安全を確保するために必要な事項，病院，診療所及び助産所の開設及び管理に関し必要な事項並びにこれらの施設の整備並びに医療提供施設相互間の機能の分担及び業務の連携を推進するために必要な事項を定めること等により，<u>医療を受ける者の利益の保護及び良質かつ適切な医療を効率的に提供する体制の確保を図り，もつて国民の健康の保持に寄与することを目的とする</u>．

第1条の2　医療は，生命の尊重と個人の尊厳の保持を旨とし，<u>医師，歯科医師，薬剤師，看護師その他の医療の担い手と医療を受ける者との信頼関係に基づき，及び医療を受ける者の心身の状況に応じて行われるとともに，その内容は，単に治療のみならず，疾病の予防のための措置及びリハビリテーションを含む良質かつ適切なものでなければならない．</u>

2　医療は，国民自らの健康の保持増進のための努力を基礎として，医療を受ける者の意向を十分に尊重し，<u>病院，診療所，介護老人保健施設，介護医療院，調剤を実施する薬局その他の医療を提供する施設（以下「医療提供施設」という．），</u>医療を受ける者の居宅等（居宅その他厚生労働省令で定める場所をいう．以下同じ．）において，医療提供施設の機能に応じ効率的に，かつ，福祉サービスその他の関連するサービスとの有機的な連携を図りつつ提供されなければならない．

### ❷　医薬品，医療機器等の品質，有効性及び安全性の確保等に関する法律（薬機法）

　日本における医薬品，医薬部外品，化粧品，医療機器及び再生医療等製品に関することを定めた法律として「医薬品，医療機器等の品質，有効性及び安全性の確保等に関する法律」（昭和35年法律第145号）があります．この法律は，「薬機法」あるいは「医薬品医療機器等法」と略して呼ばれており，本項でも薬機法と略します．この薬機法では，その目的を第1条で述べています．また，医薬品については，第2条で定義しています．少し堅苦しい文章になりますが，条文をそのまま表2に示します．

表2　薬機法第1条及び第2条

（目的）
第1条　この法律は，医薬品，医薬部外品，化粧品，医療機器及び再生医療等製品（以下「医薬品等」という）の品質，有効性及び安全性の確保並びにこれらの使用による保健衛生上の危害の発生及び拡大の防止のために必要な規制を行うとともに，指定薬物の規制に関する措置を講ずるほか，医療上特にその必要性が高い医薬品，医療機器及び再生医療等製品の研究開発の促進のために必要な措置を講ずることにより，保健衛生の向上を図ることを目的とする．

（定義）
第2条　この法律で「医薬品」とは，次に掲げる物をいう．
一　日本薬局方に収められている物
二　人又は動物の疾病の診断，治療又は予防に使用されることが目的とされている物であって，機械器具，歯科材料，医療用品及び衛生用品（以下「機械器具等」という．）でないもの（医薬部外品を除く．）
三　人又は動物の身体の構造又は機能に影響を及ぼすことが目的とされている物であって，機械器具等でないもの（医薬部外品及び化粧品を除く．）

---

**column**　　　　　　　　　　**日本薬局方**

　医薬品の性状及び品質の適正を図るための規格基準並びに標準的な試験法を示す公的な基準書（公定書）です．この日本薬局方に収載されているものは医薬品になります．医薬品は，人の疾病の診断，治療もしくは予防に使用されること，または人の身体の構造や機能に影響を及ぼすことを目的とする生命関連製品であり，その有用性が認められたものです．

165

第Ⅲ章　薬剤業務補助に関連する事項

　また，薬機法では第1章の総則（第1条・第2条）で，医薬品に関する国，国民などの責務，役割等についても規定されています（表3）.

表3　薬機法が定める医薬品等に関する役割

| 国 | 医薬品の品質，有効性，安全性の確保，使用による保健衛生上の危害の発生及び拡大防止，その他の必要な施策の策定及び実施をすること. |
|---|---|
| 都道府県 | 国と適切な役割分担をし，地域に応じた施策の策定及び実施をすること. |
| 医薬品等関連事業者* | 事業者相互間の情報交換を行うこと等により，医薬品の品質，有効性，安全性の確保，使用による保健衛生上の危害の発生及び拡大防止に努めること. |
| 医療関係者** | 医薬品の有効性，安全性その他適正な使用に関する知識と理解を深めるとともに，使用の対象者等に対し適正な使用に関する正確かつ適切な情報の提供に努めること. |
| 国民 | 医薬品等を適正に使用するとともに，有効性，安全性に関する知識と理解を深めるよう努めること. |

*製造販売業者，製造業者，販売業者等
**医師，歯科医師，薬剤師等

### ❸　薬剤師法

　薬剤師法（昭和35年法律第146号）とは，薬剤師全般の職務・資格などに関して規定した法律です．特に，薬剤師法の中でもいくつかの重要な条文を表4に示します.

表4　薬剤師法

> **薬剤師の任務：第1条**
> 　薬剤師は，調剤，医薬品の供給その他薬事衛生をつかさどることによって，公衆衛生の向上及び増進に寄与し，もって国民の健康な生活を確保するものとする.
> **調剤：第19条**
> 　薬剤師でない人は調剤してはならない（病院・診療所の場合，例外があります）.
> **記録の保管：第27条（処方箋の保存）及び第28条（調剤録）**
> 　調剤した処方箋や，調剤に関する事項についてのさまざまな記録を保管しなければならない.

※重要な条文を一部抜粋し，平易な言葉としました.

### ❹　その他の関連する法律

　取り扱う医薬品により，薬機法以外にも遵守しなければならない法律として「麻薬及び向精神薬取締法」，「覚せい剤取締法」，「毒物及び劇物取締法」があります.

　さらに，薬剤師が調剤の業務等を通じて知り得た患者さんの個人情報の管理・保管については，「個人情報の保護に関する法律」（個人情報保護法）に従います（第Ⅱ章の2「3　個人情報の取扱い」参照）．なお，守秘義務そのものは刑法に規定があり，「医師・薬剤師・医薬品販売業者等が正当な理由がなく，業務上知り得た人の秘密を漏らしたときは罰する」とされています（刑法第134条）.

　国民皆保険制度の下で行われる調剤は，原則，保険調剤です．保険調剤についての取扱い方法や帳簿の整備を規定しているのが「健康保険法」，「国民健康保険法」，「高齢者の医療の確保に関する法律」の医療保険各法です．さらに，福祉・公衆衛生の向上や難病対策等を推進するための各種の公費負担医療に係る法律もあります.

**1 医療制度**

なお, 関連する法律を詳しく調べたい場合は, 下記の web サイトを参照してください.

- 医師法（厚生労働省ホームページ）
https://www.mhlw.go.jp/web/t_doc?dataId=80001000&dataType=0&pageNo=1
- 保険医療機関及び保険医療養担当規則（厚生労働省ホームページ）
https://www.mhlw.go.jp/web/t_doc?dataId=84035000&dataType=0&pageNo=1
- 薬剤師法（厚生労働省ホームページ）
https://www.mhlw.go.jp/web/t_doc?dataId=81001000&dataType=0&pageNo=1
- 保険薬局及び保険薬剤師療養担当規則（厚生労働省ホームページ）
https://www.mhlw.go.jp/web/t_doc?dataId=84046000&dataType=0&pageNo=1

## 2 医療保険と診療報酬

### ❶ 医療保険とは

医療保険制度とは, 医療を受けようとする者（被保険者）が事前に医療保険の運営者（保険者）に保険料を納めておき, かかった医療費の一部または全部について保険者から支払いを受ける制度です. 日本の医療保険には, 加入義務がある公的医療保険制度と, 公的医療保険でカバーできない部分を補うために民間保険会社が提供する任意加入の医療保険がありますが, 本項では公的医療保険について解説します.

日本では国民皆保険制度が採用されており, 全ての国民は公的医療保険に加入することが義務付けられています. 公的医療保険制度には健康保険制度（被用者保険制度）, 国民健康保険制度, 後期高齢者医療制度などがあり, 年齢や就労状況によって加入する公的医療保険が異なってきます. この国民皆保険制度によって, 国民全員を公的医療保険で保障し, 安い医療費で高度な医療を受けることが可能になっています. また, 欧米等ではかかりつけ医の登録制度を採用しており, 初診は登録された指定医療機関を受診することになっていますが, 日本では患者さん自身が医療機関を自由に選ぶことができる（フリーアクセス）点が, 大きなメリットとなっています. しかしその反面, 大病院などに患者さんが集中する傾向にあることが問題となっています. このように国民が安心して医療を受けられる医療制度によって, 世界最高水準の平均寿命と保健医療が実現されています.

### ❷ 公的医療保険の種類

#### 1）被用者保険制度

被用者保険とは, サラリーマンなどの被用者（被雇用者と同義）やその扶養家族を対象にした医療保険制度（健康保険）のことを指し, 大企業の被用者を対象とした組合管掌健康保険（組合健保）, 中小企業の被用者を対象とした全国健康保険協会管掌健康保険（協会けんぽ）, 公務員や私立学校教職員などを対象とした共済組合などに分類されます. 保険料は被用者の給与水準によって定められ, 被用者と企業が折半して支払いをしています. なお, この制度には被用者とその扶養家族が加入することになります.

第Ⅲ章　薬剤業務補助に関連する事項

### 2）国民健康保険制度

　国民健康保険は，自治体（市区町村）が運営する医療保険制度であり，主に自営業や農業，無職の人など企業に所属していない人が加入しています．保険料は，世帯ごとの収入や資産額，世帯人数に応じて算出され，世帯主が負担します．

### 3）後期高齢者医療制度

　後期高齢者医療制度とは，75歳以上あるいは65歳以上で障害を持つ高齢者が加入する医療保険制度で，2008年に導入されました．対象となる高齢者は，個人で保険料を支払うことになります．

## ❸ 医療費の自己負担割合

　病院などで治療を受けた際に保険証を提示した場合，原則として医療費負担は3割となります．表に示したように，年齢や収入によって自己負担割合は異なり，75歳以上（後期高齢者）では1割負担ですが，現役並みの所得者は3割負担です．さらに2022（令和4）年10月より，現役並み所得者以外で一定所得以上の者は2割負担となりました．なお，手術や投薬などで高額の医療費がかかった場合，家計に対する医療費の自己負担が過重なものにならないように高額療養費制度が設けられており，月ごとの自己負担限度額を超えた金額が支給されます．

表　医療費の自己負担割合（厚生労働省ホームページ「我が国の医療保険について」より抜粋）

| | 一般所得者等 | 一定以上所得者 | 現役並み所得者 |
|---|---|---|---|
| 75歳 | 1割負担 | 2割負担 | 3割負担 |
| 70歳 | 2割負担 | | |
| 6歳（義務教育就学後） | 3割負担 | | |
| 義務教育就学前 | 2割負担 | | |

　また，公的医療保険制度の対象外となる治療も存在し，例えば保険適用外の治療費や手術代，先進医療の技術料などは対象とはなりません．さらに，入院時の食事代や個室等（一定基準を満たした1～4人部屋）を利用した場合の差額ベッド代なども対象外です．

## ❹ 保険診療の流れ

　被保険者（患者）はあらかじめ医療保険者（公的医療保険の運営者）に保険料（掛金）を支払い，病気等で病院，診療所，調剤薬局等の医療機関（いわゆる保険医療機関及び保険薬局）において診療サービス（療養の給付）を受けた際には，先述した自己負担分の医療費を支払います．保険医療機関及び保険薬局は，保険者ではなく社会保険診療報酬支払基金などの審査支払機関に対して，実施した療養の給付に基づき診療報酬を請求します．審査支払機関は，保険医療機関及び保険薬局から提出された診療報酬明細書（レセプト）の内容について審査を行った上で医療保険者に診療報酬を請求し，その支払いを受けて保険医療機関及び保険薬局が請求した診療報酬を支払うことになります．

**1 医療制度**

---

| **column** | **保険診療・自由診療と混合診療** |
| --- | --- |

●**保険診療**
　治療法として保険収載された（治験を経て，効果・安全性が確認された）方法・薬剤を用いて行う診療（一般的に3割患者負担）.
●**自由診療（保険外診療）**
　治療効果が認められるとしても，保険収載されていない方法・薬剤を用いて行う診療（全額患者負担）.
●**混合診療**
　保険診療と自由診療を併せて行うことであり，健康保険法で禁止されています．混合診療を行った場合は，関連ある治療に対する費用が全額自己負担となります．ただし，保険外併用療法として，国が特別に認めたもの（例えば，金歯）については混合診療が認められています．

---

### ❺　診療報酬とは

　公的医療保険制度により，誰でも必要な医療行為を受けることができますが，保険医療サービスの対価として保険医療機関及び保険薬局に支払われる報酬が診療報酬と呼ばれるものです．医療行為の一つひとつには点数（保険点数）が定められ，実際に受けた医療行為の総和の点数を基に1点＝10円として診療報酬が計算されます．診療報酬には，医師や看護師，その他の医療従事者の医療行為への対価である技術料，薬剤師の調剤行為に対する調剤技術料，処方された薬剤の薬剤費や使用された医療材料費，医療行為に伴う検査費などが含まれます．現在，保険医療機関では医療費の内容が分かる領収証を交付することになっており，患者さんは領収証から診療報酬区分ごとの点数を知ることが可能になっています．

　診療報酬は公定価格であり，具体的な個別の改定項目等は国の審議会において策定された基本方針に基づいて，中央社会保険医療協議会（中医協）の答申により決定され，その改定は原則として2年に一度（保険医療に使用できる医薬品（医療用医薬品）の価格である薬価に関しては毎年）行われています．

　具体的な診療報酬は点数表によって定められています．点数表には医科診療報酬点数表，歯科診療報酬点数表，調剤報酬点数表があります．なお，保険医療機関と保険薬局で同じ内容の処方を調剤しても金額が異なるのは，医科と調剤で点数が違うからです．また，以前は各医療行為を評価した上で，実際に患者さんに対して行われた各医療行為の評価額の合計を請求・支払いする個別出来高払い制度のみの運用でしたが，2003年からは入院患者に対し，その診断・治療に関して診断群分類（diagnosis procedure combination：DPC）に基づいて評価される包括的な支払い方式（診断群分類包括評価制度：DPC/PDPS（per-diem payment system））が導入されました．

### ❻　診断群分類包括評価制度（DPC/PDPS）

　DPC/PDPSは，急性期入院医療を対象とした診療報酬の包括評価制度です．なお，先述したDPCという呼称については，本来患者分類としての診断群分類を意味するものであり，入院期間中に医療資源を最も投入した「傷病名」と，入院期間中に提供される手術，処置，化学療法などの「診療行為」の組み合わせにより分類された患者群のことで，支払い制度の意味は

169

第Ⅲ章 薬剤業務補助に関連する事項

含まれていません．そのため，診断群分類に基づく１日あたりの定額報酬算定制度を意味する場合には，DPC/PDPS を用いることとされています．

診療報酬の額は，DPC ごとに設定される包括評価部分と出来高評価部分の合計額となります．包括評価部分には入院基本料，検査，投薬，注射，画像診断などが含まれ，１日あたり点数（３段階の階段設定）に在院日数と医療機関ごとに設定された係数（医療機関別係数）を乗じて算出されます．また，医学管理，手術，麻酔，放射線治療や1,000点以上の処置などは，出来高評価部分として算定されます．なお，薬剤師が病棟で行う薬剤関連の業務は DPC として分類されますが，病棟での服薬説明は出来高評価となっていて少々複雑です．

DPC/PDPS が導入された目的の一つは，医療費の適正化を図ることです．従来の個別出来高払い制度では，疾患や病態が同じ患者さんであっても，医療機関や担当医によって治療内容や入院期間が異なることがあり，その結果，医療費にもばらつきが認められていました．また，過剰診療や不必要な投薬が行われる可能性も指摘されていました．そこで，このような問題を解消するために標準的な治療内容や医療費を診療報酬に反映させることを目的として，DPC/PDPS が導入されました．その結果，患者さんの医療費負担も減少し，均一的な治療が行われるようになりました．

## 3 医療機関とは

医療機関とは，医療を提供する施設のことであり，日本では医療法で定められた医療提供施設を指します．医療法第１条の２第２項では「医療は，国民自らの健康の保持増進のための努力を基礎として，医療を受ける者の意向を十分に尊重し，病院，診療所，介護老人保健施設，介護医療院，調剤を実施する薬局その他の医療を提供する施設（以下「医療提供施設」という．），医療を受ける者の居宅等（居宅その他厚生労働省令で定める場所をいう．以下同じ．）において，医療提供施設の機能に応じ効率的に，かつ，福祉サービスその他の関連するサービスとの有機的な連携を図りつつ提供されなければならない」と規定され，さらに各医療提供施設は医療法や薬機法によって次のように定義されています（表）．

病院については，傷病者に対し真に科学的かつ適正な診療を与えることができるものであることとし，構造設備等についても相当程度充実したものであることを要求しています．また，病院は一般病院，特定機能病院，地域医療支援病院，精神病院，結核病院に分類され，一定の機能を有する病院（特定機能病院，地域医療支援病院）について，一般の病院とは異なる要件（人員配置基準，構造設備基準，管理者の責務等）を定めています．

医療提供施設のうち，都道府県，市町村，その他厚生労働大臣の定めるもの（日本赤十字社や社会福祉法人など）が開設する病院または診療所は，公的医療機関として定められています．

**1　医療制度**

表　医療提供施設の定義

---

●**病院**
　医師・歯科医師が，公衆・特定多数人のため医業・歯科医業を行う場所であって，20人以上の患者を入院させるための施設を有するもの

●**診療所**
　医師・歯科医師が，公衆・特定多数人のため医業・歯科医業を行う場所で，病院以外の施設

●**介護老人保健施設**
　介護保険法の規定による介護老人保健施設

●**介護医療院**
　介護保険法の規定による介護医療院

●**調剤を実施する薬局**
　薬剤師が医師または歯科医師が交付した処方箋に基づき医薬品を調剤する薬局

# 2 タスクシェア/シフトと その関連事項

## 1 働き方改革とタスクシェア/シフト

「働き方改革」という言葉はご存知でしょう.「働く人々がそれぞれの事情に応じた多様な働き方を選択できる社会を実現する働き方改革を総合的に推進するため,長時間労働の是正,多様で柔軟な働き方の実現,雇用形態にかかわらない公正な待遇の確保」を目的とする国の大きな方針です.この改革は,全ての産業・職種に求められる課題です.しかし,基本となる「働きすぎ」の是正については,その達成が医療現場では最も困難とされ,特に医師の過重労働の改善が最大の山となっています.医師数に限界がある中で,医療の質を落とさず,医師の労働時間を削減することはたやすいことではありません.そこで注目されているのが,タスクシェア/シフトです(図).

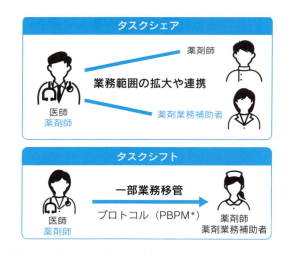

図　タスクシェア/シフトのイメージ
*protocol based pharmacotherapy management：プロトコルに基づく薬物治療管理

　タスクシェアとは,例えば,医師の業務を複数の職種で分け合う「業務の共同化」を指します.また,さまざまな資格を有する職種が行っている業務全てに,必ずしもその「資格」は必要ではありません.そのような業務を抽出し,他の職種に移管することをタスクシフトといいます.例えば,医師が行っている薬剤に関する業務の多くを,薬剤師や場合によっては看護師が担うことです.しかし,新たに法整備が行われる場合は別として,タスクシェア/シフトはあくまでもそれぞれの職を定めている法律の範囲内に留める必要があります.
　医師の業務量を減らして労働時間の短縮につなげるためには,多くの医療職にタスクシェア/シフトを行う必要があり,特に薬剤師には大きな期待がかけられています.多職種の医療

**2 タスクシェア / シフトとその関連事項**

従事者間の合意のもとで業務の移管や共同化を行い，薬剤師がチーム医療に積極的に参加することで，医師・看護師の負担軽減だけでなく，患者さんのケアの質向上，インシデントの低減が期待されています．つまり，医療の質の向上です．これは医療機関での治療行為以外に，在宅医療でも効果を発揮します．

医師が行っていた業務を薬剤師に移管するためには，薬剤師を増やす必要がありますが，これも薬剤師不足や経費の問題から簡単ではありません．そうすると，薬剤師の業務を整理して，その一部を薬剤業務補助者にタスクシェア/シフトすることが必要となります．結果として，薬剤業務補助者の役割も増大していくため，その養成が重要となっています．

## 2 PBPM, 問い合わせ（疑義照会）簡素化プロトコル，トレーシングレポート

プロトコルに基づく薬物治療管理（PBPM）の考え方は，薬剤師が薬剤業務補助者とタスクシェア/シフトを行う上での手順書作りに応用できます．問い合わせ（疑義照会）簡素化プロトコル*及びトレーシングレポートの実施では，保険薬局から報告書などがFAXで送られてくるので，薬剤業務補助者はその処理（例えば，PDF化してカルテに添付する）を担う場合があります．その際，問い合わせ簡素化プロトコル及びトレーシングレポートの妥当性は，薬剤師が判断する必要があります．

### ❶ PBPM

2010年に厚生労働省医政局から「医療スタッフの協働，連携によるチーム医療の推進について」（平成22年4月30日医政発0430第1号厚生労働省医政局長通知）という通知が発出されました．その中で，薬剤師を積極的に活用することが可能な業務の一つとして，「薬剤の種類，投与量，投与方法，投与期間等の変更や検査のオーダーについて，医師・薬剤師等により事前に作成・合意されたプロトコルに基づき，専門的知見の活用を通じて，医師等と協働して実施すること」を奨励しています．この通知を背景に，薬剤師が医師と事前に作成・合意した手順書（プロトコル）に基づき，協同して薬物治療管理にあたることをPBPMと呼んでいます．また，PBPMの実践は，「働き方改革」において医師の負担軽減を行うのに大変有効な方法と考えられています．なお，PBPMの原形は，2011年に旭川医科大学で作成されたものです[1]．

多くの病院でさまざまなPBPMが実施されています．主なプロトコルには次のようなものがあります．

- 定期処方入力プロトコル
- HBV初期スクリーニング検査オーダー入力に係るプロトコル
- 抗MRSA薬のTDMオーダーに係るプロトコル
- 持参薬処方入力プロトコル

この「事前に作成・合意したプロトコル」は，医師と薬剤師の間だけではなく，病院（薬剤師）と保険薬局薬剤師でも実施可能です．代表的なものとして，「問い合わせ簡素化プロトコル」があります．また，薬剤師と薬剤業務補助者との間のプロトコルも実施可能です．つまり，

---

\* 従来は「疑義照会簡素化プロトコル」と呼ばれていましたが，名称について議論があり，最近は「問い合わせ簡素化プロトコル」に変更・統一されつつあります．

173

第Ⅲ章 薬剤業務補助に関連する事項

十分に協議した上で作成したプロトコルに従って，薬剤師と薬剤業務補助者がタスクシェア/シフトすることはできるといえます．ただし，そのプロトコルが法律違反であるか否かについては，十分に吟味する必要があります．

### ❷ 問い合わせ簡素化プロトコル

入院外（入院患者以外の患者）における院外処方箋の発行率は80％以上となっており，入院から外来に至る患者さんに対する継続的な薬物療法において，入院時における病棟薬剤師とともに外来時における保険薬剤師の参画が不可欠となっています．薬物療法において，保険薬局の院外処方箋に対する疑義照会（問い合わせ）は重要な位置を占めます．しかし，疑義照会には，処方内容に対する本質的な確認や問い合わせだけではなく，形式的な変更に関する確認や問い合わせが多く含まれます．この形式的な変更に関する確認や問い合わせを減少させることができれば，患者さんの保険薬局での待ち時間が短縮されます．また，医師も電話対応に費やす時間が省かれ，診療に専念することができます．したがって，このような保険薬局からの確認や問い合わせを簡素化することができれば，医師や保険薬局の業務負担の軽減と，患者サービスの向上につながります（図1）．このプロトコルは，2013年に京都大学医学部附属病院が近隣の薬局とスタートさせ，全国に広まりました[2]．

なお，保険薬局は，このプロトコルを適用して処方などを変更した場合，その内容を主にFAXにて病院に報告することになっています．

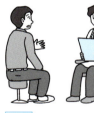
医師
「形式的な確認や問い合わせ」の減少で診療時間を確保

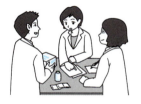
薬剤師
専門知識を生かし医師と協働で，より質の高い医療を提供

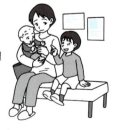
患者
薬局での待ち時間の短縮

図1 問い合わせ簡素化プロトコル

### ❸ トレーシングレポート

疾病の治療において，薬物療法はきわめて大きなウエイトを占めます．したがって，医師と薬剤師が密接に連携・協働することが，薬物療法の成果の向上につながります．院外処方箋の発行率が80％を超えるようになり，薬局薬剤師の重要性はますます増大しています．しかし，保険薬局で聴き取った患者さんの服薬情報の提供は，薬剤師に完全にゆだねられており，そこ

には熱心な薬剤師もいれば，そうでもない薬剤師もいます．情報が正確に伝わらなければ，医師は処方した薬剤がきちんと服薬されているかどうか，あるいは薬物有害反応（副作用）が生じていないかどうかといったことを，直接患者さんに聴くしかありません．一方，患者さんも医師に「伝えづらい」ことや「聴きにくい」ことを抱えており，薬剤師にしか把握できていない情報は沢山あります．これらの情報は，薬物治療をする上で緊急性はないものの，きわめて重要な事柄も多く，確実に医師へ提供することは非常に大切です．

　トレーシングレポート（服薬情報提供書あるいは施設間情報提供書などともいいます）とは，薬局薬剤師が，即時性は低いものの患者さんの薬物療法の有効性・安全性に必須な情報を得た場合に，FAXを用いて医師にその情報を確実に伝えるための手法です（図2）[3]．重要なのは，トレーシングレポートが確実に処方医へフィードバックされることであり，それによって処方医は，次回の患者来院日に保険薬局からの情報を参考にして診療を行うことができます．このトレーシングレポートを用いた情報共有方法は，2006年に旭川医科大学病院薬剤部と旭川薬剤師会が開始しました[3]．

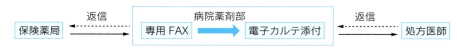

図2　トレーシングレポートによる情報共有

**参考文献**
1) 粟屋敏雄　他：「薬剤師による疑義照会後の処方変更およびDo処方の入力プロトコル－医政局長通知『医療スタッフの協働・連携によるチーム医療の推進について』の具体化」，日本病院薬剤師会雑誌，47, 1575-1579, 2011.
2) 櫻井香織　他：「病院と薬局の合意に基づく院外処方せんにおける疑義照会簡素化プロトコルとその効果」，医療薬学，42, 336-342, 2016.
3) 大滝康一　他：「薬薬連携：病院薬剤師が介在する保険調剤薬局からのトレーシングレポートシステムによる薬物療法の有効性・安全性への寄与」，医薬ジャーナル，44, 158-164, 2008.

## 3　薬剤師だけでは薬に関する業務はできない
### －薬剤師不足と薬剤業務補助者－

　病院薬剤師の業務は，21世紀が間近に迫った頃より，調剤・医薬品管理・製剤業務，薬剤部内で行ういわゆるセントラル業務から，病棟\*での患者さんを中心とした業務に拡大していきました．ほぼ時を同じくした院外処方箋発行率の急上昇によって病院薬剤師の外来患者への調剤業務の負担が減少し，病院薬剤師が病棟へ活動範囲を広げるための人員はある程度補うことができました．しかし，2012年に新設された病棟薬剤業務実施加算により，各病棟に1人以上の薬剤師が基準時間（週20時間）以上の勤務をしていなければならなくなり，薬剤師不足は全国的に一気に加速しました．医療の中での薬剤師の評価は年々高まり，2010年の厚生労働省医政局長通知でチーム医療での薬剤師の積極的な薬物療法への関与が明記され[1]，2014年の薬剤師法改正では薬剤師に「薬学的知見に基づく患者への指導」が義務化されることにつながりました．

---

\*病棟とは，患者さんが病院の中で治療・療養を受ける場所のことで，1つの看護師ユニットを基準としています．つまり，1人の看護師長によって統括された看護師たちが働く範囲になります．建物を指す場合もあります．

### 第Ⅲ章　薬剤業務補助に関連する事項

　一方で，保険薬局数は1990年頃から急速に増加し，今やコンビニエンスストアよりも多い店舗数となり，必然的に慢性的な薬剤師不足が生じ，薬剤業務補助者の必要性が増大していきました．また，院外処方箋発行率は2015年に70％を超え，緩やかとなりましたが現在も増加が続いています．さらに，2015年には，厚生労働省医薬・生活衛生局から示された「患者のための薬局ビジョン」によって，保険薬局薬剤師に対して調剤という「対物業務」から，患者さんへの薬の説明や処方医への処方提案，服薬状況などのフィードバックといった「対人業務」への転換が求められました[2]．

　このような経緯から，保険薬局を含めた医療機関全体で薬剤師不足がさらに顕著になり，併せて調剤業務への情報通信技術（information and communication technology：ICT）の導入（写真）が拡大していることを背景に，薬剤業務補助者の活用がクローズアップされてきています．そこで，厚生労働省は薬剤師の対人業務が充実できる環境を整備するために，非薬剤師（薬剤業務補助者）が行える「調剤」補助業務を明文化しました．この通知は，4月2日に発出されたことから「0402通知」[3]と呼ばれています．

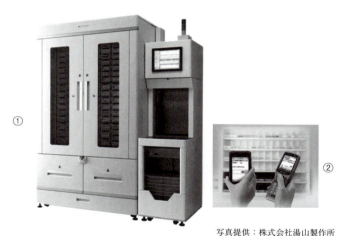

写真提供：株式会社湯山製作所

**写真**　全自動PTP（press through package）シート払出装置（①）とサポート端末（②）

#### 参考文献
1) 厚生労働省医政局長：「医療スタッフの協働，連携によるチーム医療の推進について」（平成22年4月30日医政発0430第1号）．
2) 厚生労働省医薬・生活衛生局総務課：「『患者のための薬局ビジョン』〜『門前』から『かかりつけ』，そして『地域』へ〜」（平成27年10月23日）．
3) 厚生労働省医薬・生活衛生局総務課長：「調剤業務のあり方について」（平成31年4月2日薬生総発0402第1号）．

## 4　薬剤師による業務独占資格と調剤

　1889（明治22）年に「薬品営業竝薬品取扱規則」が公布され，薬剤師の名称と職能が規定されました．薬学を学ぶための学校は，1873（明治6）年に現在の東京大学薬学部に初めて設置されました．当初は5年制の教育課程でしたが，すぐに3年制に変更されました（4年制になったのはずっと後の1947（昭和22）年で，現在の6年制になったのは2006（平成18）

年からです).明治時代には29校の薬学専門学校が生まれましたが[1],その多くは廃校となってしまいました.薬剤師が活躍できる場が少なかったことが大きな原因でした.

薬剤師は,医師・看護師・診療放射線技師免許などとともに,業務独占資格を有する職業です.業務独占資格とは,特定の業務に際して,特定の資格を取得している者のみが従事可能であり,資格がなければその業務を行うことが禁止されている職能的資格のことです.では,薬剤師が独占的に行うことができる業務とはどんなものでしょうか.薬剤師法第1条では,「薬剤師は,調剤,医薬品の供給その他薬事衛生をつかさどる」と規定され,また,第19条では「薬剤師でない者は,販売又は授与の目的で調剤してはならない」と規定されています.したがって,「調剤」は,特定の例外(薬剤師法第19条の特例)を除いて,薬剤師のみが行える独占業務です.

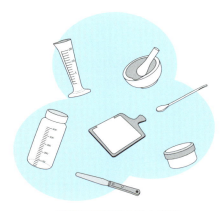

調剤は薬剤師の独占業務

この薬剤師の独占業務であるはずの「調剤」の範囲については,さまざまな解釈がされています.その理由は,「調剤」が業務としてどこからどこまでを指すのか,法令や行政通知などの公的文書に定義されていないからです.法的に示されたものとして,1917(大正6)年の大審院判決と1970(昭和45)年の最高裁判決の2つの判例があり,これらによると,調剤とは「①一定の処方に従い,②特定人の特定の疾病に対する,③薬剤の調製」という3つの要件を満たす行為であるとしています.しかし,この定義は薬剤の調製過程(狭義の「調剤」と呼ばれます)を示しているにすぎず,現代の「調剤」の概念とは異なります.

現在の「調剤」の考え方ですが,「第十四改訂調剤指針」[2]において調剤の概念とは「薬剤師が専門性を活かして,診断に基づいて指示された薬物療法を患者に対して個別最適化を行い実施すること」であり,さらに,患者さんに薬剤を交付した後も「その後の経過の観察や結果の確認を行い,薬物療法の評価と問題を把握し,医師や患者にその内容を伝達することまでを含む」としています.つまり,「調剤」には,患者さんの服薬歴を十分把握した上での処方監査から患者さんに薬剤を交付した後の経過観察,薬物療法の評価,医師へのフィードバックも含まれるという考え方です.しかし,この定義も理解されているとは思えませんし,その過程におけるどの部分が独占行為なのかもはっきりしません.これが薬剤業務補助者(非薬剤師)の行う調剤(準備)補助の問題を複雑にしている要因です.

第Ⅲ章　薬剤業務補助に関連する事項

**参考文献**

1) 兼松顯，山川浩司：「日本における薬学教育の変遷と学位問題」，学位研究，7，1-41，1998.
2) 日本薬剤師会　編：「第十四改訂調剤指針増補版」，薬事日報社（東京），2022.

# 5 0402 通知

　0402 通知とは，2019 年 4 月 2 日に厚生労働省から発出された「調剤業務のあり方について」（平成 31 年 4 月 2 日薬生総発 0402 第 1 号厚生労働省医薬・生活衛生局総務課長通知）という通知のことです．発出日の 4 月 2 日から，「0402 通知」という通称で呼ばれています．

　0402 通知で国は，薬剤師の対人業務を充実させる観点から，薬剤業務補助者（非薬剤師）が一定の要件を満たすことで，ピッキングなどの薬剤業務への参加について初めてその考え方を示しました．0402 通知の内容をまとめると表のようになります．また，0402 通知では，薬剤師が「調剤に最終的な責任を有し，業務の実施に係る手順書の整備，当該業務を実施する薬剤業務補助者に対する薬事衛生上必要な研修の実施その他の必要な措置を講じること」が必要であることも明示しています．

**表　0402 通知の内容**

●**薬剤業務補助者が薬剤業務を実施するための条件**
・最終的な責任を有する薬剤師の指示に基づくこと．
・調剤した薬剤の最終的な確認は，薬剤師が自ら行う必要があること．
・薬剤師の目が現実に届く限度の場所で実施されること．
・薬剤師の薬学的知見も踏まえ，処方箋に基づいて調剤した薬剤の品質等に影響がなく，結果として調剤した薬剤を服用する患者に危害の及ぶことがないこと．
・当該業務を行う者が，判断を加える余地に乏しい機械的な作業であること．

●**薬剤業務補助者が行える行為**
・処方箋に記載された医薬品（PTP シートまたはこれに準ずるものにより包装されたままの医薬品）の必要量を取り揃える行為．
・薬剤師による監査の前に行う一包化した薬剤の数量の確認行為．

●**薬剤業務補助者が禁止されている行為**
・軟膏剤，水剤，散剤等の医薬品を直接計量，混合する行為．ただし，調剤機器を積極的に活用した業務の実施を妨げない．

●**調剤に該当しない行為**
・納品された医薬品を調剤室内の棚に納める行為．
・調剤済みの薬剤を患者のお薬カレンダーや院内の配薬カート等へ入れる行為，電子画像を用いてお薬カレンダーを確認する行為．
・服薬指導等を薬剤師が行った上で，患者の居宅等に調剤した薬剤を郵送等する行為．

**2 タスクシェア / シフトとその関連事項**

## 6 「調剤」が抱える曖昧な解釈

　薬剤師法第 19 条には，薬剤師の業務独占資格を定めるとともに，その例外（特例）も規定しています．具体的には，「薬剤師でない者は，販売又は授与の目的で調剤してはならない．ただし，医師若しくは歯科医師が次に掲げる場合\*において自己の処方箋により自ら調剤するとき，又は獣医師が自己の処方箋により自ら調剤するときは，この限りでない」とあります．第 19 条をめぐっては，半世紀以上も薬剤師会と医師会の間で議論の火種となっています．その理由は，第 19 条が規定する特例によって，診療所等で薬剤師以外の職種による調剤が常態化していることも含め，調剤の定義がない，あるいは曖昧なためにさまざまな解釈と矛盾が生まれているからです．本項では，どのようなことが問題として議論になっているのかを簡単に紹介します．

　「第十四改訂調剤指針」[1]（以下，「調剤指針」）の「調剤」の概念に従うと，薬剤師は，全ての処方において薬剤を交付した後の経過観察や薬物療法の評価，医師へのフィードバックを行わなければならなくなり，これは現実的ではありません（第Ⅲ章の 2 「4　薬剤師による業務独占資格と調剤」参照）．また，薬剤服用中の患者さんの経過観察を看護師が行った場合は違法となります．そのため，「調剤指針」で定義する「調剤」とは，薬剤師が行うべき行為を示したものであると考えられています．

　一方，「調剤」の法的な拠り所となる判例である 1917（大正 6）年の大審院判決と 1970（昭和 45）年の最高裁判決の 2 つが示す 3 つの要件（第Ⅲ章の 2 「4　薬剤師による業務独占資格と調剤」参照）を満たさない場合，調剤には当たらないとの解釈もあります．たしかに，薬袋や薬歴の記入，全自動分包機への薬剤充填，予製などの行為に関し，この要件に照らして考えると調剤には当たらないといえるかもしれません．また，調剤を「処方箋に基づく医薬品の取り揃え」と解釈し，法的に抵触しないよう，処方箋ではなく，薬剤業務補助者用の指示書や集計表を別に作成したり，薬品名ではなく，棚番号を基に薬剤の取り揃えを行っていたりする医療機関もあるようです．さらに，「薬剤師でなければ調剤してはならない」という部分についても解釈の違いがあります．例えば，調剤行為の一部を薬剤業務補助者が行ったとしても，それが薬剤師との協働であった場合などであれば，薬剤師が調剤を行ったと解釈できるというものです．

　「0402 通知」では，「薬剤業務補助者（非薬剤師）」が「できる」，あるいは「できない」行為について示しています（第Ⅲ章の 2 「5　0402 通知」参照）が，あくまでも国の行政解釈であり，法的に争った場合，どのような結果になるかは分かりません．たしかに薬剤業務補助者を「法律」で規定する必要性はないと考えますが，法律等の解釈や運用等を示した「通知」より，むしろ法的規制のある「省令」で規定して欲しいものです．なお，先述した薬剤師法第 19 条の特例では，患者さんが希望する場合や，処方箋の発行が治療上望ましくない場合などにおいては，医師・歯科医師の調剤を認めています．しかし，これらの条件に該当しなくても，薬剤業務補助者が薬剤を取り揃えている場面を見かけます．そもそも日本医師会の中には，「0402 通知」は薬局に対するものであり，医療機関を対象としたものではないとの見解もあるようです．さらに日本医師会は，薬剤の調剤・投与は治療法の一方法であり，「医業」の中に

---
\* 薬剤師法第 19 条第一号及び第二号に掲げる場合．

第Ⅲ章　薬剤業務補助に関連する事項

含まれると解釈しています.

　いずれにしても，患者さんの薬物療法の安全性が損なわれないよう，十分な配慮が大前提となることは間違いありません.

**参考文献**

1) 日本薬剤師会　編:「第十四改訂調剤指針増補版」, 薬事日報社（東京）, 2022.

# 3 薬剤師と薬剤業務補助者の背景

## 1 薬剤師と薬剤業務補助者の歴史

　医師や看護師とともに，薬剤師が病院で活動するようになったのはいつの頃からでしょうか？日本の近代医療は1874（明治7）年の「医制」公布が幕開けとされ，病院が作られました．ほんの少し遅れて薬局も病院の中に設置されました．「医制」では，「薬舗主（やくほしゅ）」という職業を作って調剤権を賦与しました．薬舗主は，1889（明治22）年に薬剤師と名称が変わりました．明治時代にどのくらいの薬剤師がいて病院で活動していたかを示す資料は見当たりませんでしたが，現在に比べるとはるかに少なかったでしょう．記録を調べることができた京都大学医学部附属病院では，開院（1899（明治32）年）から相当の期間，薬剤師はたったの数名でした（筆者が調べた限り3名でした）．

　病院に勤務する薬剤師が驚くほど少数の時代が長く続いたのは，おそらく，国全体で薬剤師の絶対的数が少なかったのではなくて，薬剤師が担う業務が少なかったからだと思います．しかし，昔の病院の患者数や病床数は今と比較して随分と規模が小さく，扱う薬剤数も少なかったとはいえ，数名の薬剤師で病院の薬関係の仕事ができたわけではなかったことでしょう．実際に当時の古ぼけた写真を引っ張り出すと，薬局にはそれなりの人がいたことが分かります．大多数は薬剤業務を補助していた方々だと思います．つまり，薬剤業務補助者の歴史は薬剤師とほぼ同じだといえます．そして，科学技術が発展して新しい治療薬が増えていくにつれ，病院の薬剤師も増加していきました．

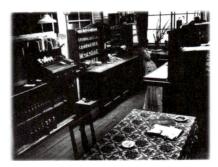

写真　明治～大正期の京都帝国大学（京大）病院薬局
京都大学医学部附属病院薬剤部保存

　薬剤師の業務範囲が狭かった頃は，薬剤師の不足が社会的問題とされることはありませんでした．病院薬剤師は2000年前後でも現在（2022年で約62,000人）の約3分の2の数（約40,000人）であり，地方の国立大学病院（600～700の病床数規模）で18～26名前後でした．その後，病院薬剤師の業務内容が拡大し，現状の薬剤師数では対応が難しくなり，病院に勤務

第Ⅲ章　薬剤業務補助に関連する事項

する薬剤師の増員が至上命題となりました．そのため，薬剤業務補助者の実態や，彼らに対する教育・研修についての議論は十分になされなかったと感じています．

## 2 病院薬剤師不足と地域・業態偏在

　2021年，厚生労働省は薬剤師の需給推計に関する調査結果において，「2045年に薬剤師は2万4,000人から12万6,000人が過剰になる」と公表しました[1]．薬剤師の需給予測をめぐっては，2013年と2018年にも厚生労働省研究班による調査結果が報告されていて，厚生労働省は薬剤師過剰をずっと警告してきていました．

　たしかに，厚生労働省が公表する届出薬剤師数は，この30年余りの間で驚くほど増加し，その数は2倍以上にもなっています．この増加は，同じ時期に起こった新設薬学部のラッシュと重なり，薬剤師の供給が増大した結果に一致するように見え，今後も続くように思われます．事実，薬学部の入学定員は1990年代後半からの10年間でほぼ1.5倍の約12,000名（6年制）に増加しました（図）．しかし，薬剤師国家試験合格者数は毎年9,000名ほどで，大きく変わっていません．厚生労働省が公表する薬剤師数は保健所を通して届けられた数であり，薬剤師ニーズの高まりと，それに呼応した薬剤師の増加によって，必然的に届出が必要となったことが主要因です．逆に言えば，以前は医療現場で必要とされる薬剤師が少なかったことを意味し，薬剤師の供給は潜在的に過剰であったともいえます．

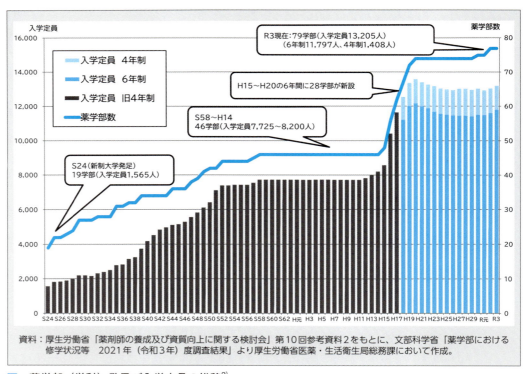

図　薬学部（学科）数及び入学定員の推移[2]

**3 薬剤師と薬剤業務補助者の背景**

　このような薬剤師の供給と需要のアンバランスが存在する間，薬剤師不足はそれほど大きな問題とはなりませんでした．しかし，薬剤師の需要がさらに高まってきた昨今，供給と需要の関係は逆転し，一気に薬剤師不足が顕在化してきました．その結果，2023 年になると厚生労働省は一転して「薬剤師確保計画ガイドライン」[3] と「薬剤師偏在指標」[4] を公表し，「将来的に薬剤師が過剰になると予想される一方で，薬剤師の従事先には業態の偏在や地域偏在があり，特に病院薬剤師の確保は喫緊の課題である」と発表しました．

　厚生労働省（国）が公表する薬剤師の需要と供給予測は，科学的根拠に基づくものであるように見えますが，予測する前提条件によって大きく変化します．50 年先には，人口減少のためほぼ全ての医療従事者が過剰になるかもしれません．しかし，現在及び近未来の医療現場で薬剤師は明らかに不足しており，この現状を新卒の薬剤師だけで補うことはできないでしょう．さらに，薬学教育の 6 年制移行とともに，薬学生は金銭的負担から奨学金に依存する割合が高まり，その返済が卒後の動向を左右するようになっています．つまり，賃金の高い業種に人気が集中する一方で，賃金の低い病院は敬遠されるなど，薬剤師の業種間偏在も大きな問題となってきています．

**参考文献**

1）厚生労働省：「第 8 回薬剤師の養成及び資質向上等に関する検討会」，令和 3 年 4 月 26 日．
　　https://www.mhlw.go.jp/stf/newpage_18245.html
2）厚生労働省：「令和 4 年版厚生労働白書－社会保障を支える人材の確保－」（薬学部（学科）数及び入学定員の推移），2022．
　　https://www.mhlw.go.jp/stf/wp/hakusyo/kousei/21/index.html
3）厚生労働省医薬・生活衛生局総務課長：「薬剤師確保計画ガイドラインについて」（令和 5 年 6 月 9 日薬生総発 0609 第 2 号）．
4）厚生労働省医薬・生活衛生局総務課：「薬剤師偏在指標等について」（令和 5 年 6 月 9 日事務連絡）．

**薬剤業務補助者育成ガイドブック 〜実践！タスクシフト〜**

2024年11月1日　第1刷発行

編　　集　松原 和夫・矢野 育子・大村 友博・米澤 淳

発　　行　株式会社薬事日報社　https://www.yakuji.co.jp/
　　　　　　[本社] 東京都千代田区神田和泉町 1 番地　電話 03-3862-2141
　　　　　　[支社] 大阪市中央区道修町 2-1-10　　　　電話 06-6203-4191

JCOPY〈出版者著作権管理機構 委託出版物〉
本書の無断複製は著作権法上での例外を除き禁じられています.
複製される場合は，そのつど事前に，出版者著作権管理機構（電話：03-5244-5088,
FAX：03-5244-5089, e-mail：info@jcopy.or.jp）の許諾を得てください.

デザイン・印刷　永和印刷株式会社
イラスト　アルフハイム・スタジオ（柴山ヒデアキ）

ISBN978-4-8408-1647-2